W0227148

Die Autorin

Christa Muths lehrte Gesellschaftswissenschaften und Sozialpädagogik an der Fachhochschule in Darmstadt, bevor sie ihre heilenden Fähigkeiten entdeckte und auszubilden begann. Ihre besondere Begabung, Energien wahrzunehmen und bewußt einzusetzen, machen sie zu einer international gefragten Persönlichkeit.

Sie lebt seit 1980 in England und leitet dort das Institut für Holistisches Heilen (Espacio). Sie veröffentlichte das Standardwerk "Farbtherapie - die sanfte Art die Seele zu heilen", München 1989 und "Heilen mit Farben, Bildern und Symbolen", Berlin 1993.

CHRISTA MUTHS

DIE FÜNF ELEMENTE

DAS GEHEIMNIS
IHRER WIRKUNG
AUF MENSCH
UND NATUR

Simon+Leutner

Die Deutsche Bibliothek - CIP-Einheitsaufnahme

Muths, Christa:
Die fünf Elemente: Das Geheimnis ihrer Wirkung auf Mensch und Natur /
Christa Muths. - Originalausg. - Berlin:
Simon und Leutner, 1994
(Edition Herzschlag)
ISBN 3-922389-64-3

Originalausgabe 1994

© 1994 Simon+Leutner
Verlag U. Leutner, Th. Simon-Weidner
Oranienstr. 24   10999 Berlin
Alle Rechte vorbehalten

Umschlaggestaltung: Hans Vegt, Berlin
Umschlagillustration und Meditationsmandalas: Juan Manuel Vasquez
Lektorat: M. Wanner
Druck: Wiener Verlag

INHALT

Vorwort

Die Idee zu diesem Buch entstand aus den Erfahrungen, den Arbeitsergebnissen und Meditationen in der Ausbildungsgruppe meines Energietherapie-Seminars. Ich möchte in diesem Buch die Elemente und deren Verbundenheit mit unserem Planeten und dem Universum aufzeigen. Das Thema wird unter vielen ganz verschiedenen Gesichtspunkten beleuchtet, um dem Leser ein möglichst breites Informationsspektrum zu bieten.
Die hier angebotenen Methoden helfen, die Elemente auf einer neuen Ebene kennenzulernen und mit ihnen zu arbeiten bzw. sie in das eigene Leben zu integrieren. Diese Erfahrungen sind ein wichtiger Bestandteil unserer eigenen Sensibilisierung und dienen gleichzeitig der Stabilisierung des Planeten. Denn jede individuelle Bewußtseinsveränderung verändert auch den Bewußtseinslevel unseres Planeten.
Ich möchte mich dem amerikanischen Physiker Dr. John Wheeler anschließen, der sagt: „Wir stellen uns das Universum als etwas 'da draußen' vor, etwas, das wir beobachten können, als stecke es hinter einer dicken Glaswand, aus sicherer Entfernung und ohne daß wir persönlich verwickelt werden. Die Wahrheit, so sagt die Quantenphysik, ist ganz anders.... Der Beobachter wird zunehmend als Teilnehmer miteinbezogen. In seltsamer Weise ist dieses ein Universum, aus dem wir uns nicht ausklammern können."
Die Erkenntnis, daß das Universum keine feste Struktur besitzt, wirkt auf viele erschreckend, wird aber von den Lesern dieses Buches hoffentlich als Herausforderung angenommen werden können. Wir leben nicht nur in einem Universum, sondern vor allem mit ihm. Damit sind wir aber auch genauso für seine Entwicklung verantwortlich wie für unsere eigene.
Nach den Erkenntnissen des Mathematikers und Psychologen Dr. Peter Russell, sowie des Biologen Dr. Lyal Watson, vollzieht sich die Entwicklung des Bewußtseins in Quantensprüngen. Das heißt, daß Erkenntnis sich nicht nur linear erweitert. An einem bestimm-

ten Punkt „springt" sie um mehrere Schritte voran. Das trifft sowohl auf die individuelle als auch auf interpersonelle Erkenntnisse zu. Wenn eine Erkenntnis hinreichend viele Individuen erreicht hat, kann sie direkt an andere übertragen werden. Voraussetzung hierfür ist auch bei einem geringeren Erkenntnisstand das Vorhandensein eines ähnlichen Basisbewußtseins. C.G. Jung nannte dies den Anschluß an das „kollektive Unbewußte". Es ist mein Wunsch, daß dieses Buch dazu beitrage, einen Erkenntnis-Quantensprung hinsichtlich eines tieferen und weiteren Bewußtseins von der allgegenwärtigen Materie und Energie der Elemente auszulösen.

London, den 30.1.1994

I.

EINFÜHRUNG

Die Erde ist Teil eines großen universellen Systems, wobei es sich bei unserem Sonnensystem nur um einen kleinen Teil des Ganzen handelt. Alles, was auf der Erde passiert, hat Auswirkungen weit über die direkte Atmosphäre unserer Erde hinaus. Alle Fragen bezüglich der Heilung unseres Planeten haben Auswirkungen, die weit über ihn hinausgehen.

Wir können die Erde betrachten wie eine Schule, eine Ausbildungsstätte, in der wir alle zu lernen haben. Wir können Karma sowohl auf der persönlichen als auch auf der planetaren Ebene wahrnehmen. *Karma* ist hier zu verstehen als Konzept des Energieausgleichs. Wenn wir einen bestimmten Prozentsatz negative Energie produzieren, müssen wir den gleichen Prozentsatz positive Energie produzieren, damit der gesamte Energielevel nicht ins Negative absinkt. Die Menschheit hat seit einigen Jahrtausenden insgesamt mehr negative Energie produziert als positive.

Bezogen auf die menschliche Ebene bedeutet das, daß wir krank werden, wenn wir unseren Ärger oder Neid zurückhalten und in uns aufstauen. Je länger wir dies mit uns tun, desto schwerer werden wir krank - chronisch krank. Wenn wir jedoch diese Gefühle in eine äußere Form bringen, uns mit dem Verursacher auseinandersetzen und eine konstruktive Lösung finden oder sie durch Sport neutralisieren, werden diese Gefühle verändert, ihre zerstörerischen Kräfte verschwinden. Die Folge sind positive Entwicklungen.

Da der menschliche Entwicklungsprozeß insgesamt gesehen jedoch nicht positiv verlief, hatte das konkrete Auswirkungen auf den Zustand der Erde. Sie scheint dem Zusammenbruch nahe. Der Prozeß, in dem wir uns im Augenblick befinden, wurde von vielen Sehern vorausgesagt. Selbst die alten Mayas, die schon vor 3000 Jahren die Sonnenfinsternis 1989 vorausberechneten, sagten große Katastrophen für 1994 voraus. Alle Seher waren bzw. sind sich darin einig, daß der Schwerpunkt der Erdumwandlungsprozesse in den letzten Jahren vor dem zweiten Jahrtausend stattfinden wird. Diese Änderungen sollen Landmassenveränderungen in einem Umfang wie zu Zeiten von Atlantis einschließen.

Je mehr Menschen sich mit dem Thema Heilen auf allen Ebenen auseinandersetzen, desto mehr ist es der Erde möglich, ihre eigenen Heilkräfte frei- und damit einzusetzen. Der Geologe R. Bonewitz schreibt dazu:

„Jede Person, jede Pflanze, jedes Tier, welches wir heilen, ist Teil des Planeten Erde; und jedes Nahrungsteilchen oder jeder Wassertropfen oder Luftzug, den wir segnen, kreiert mehr und mehr Gesundheit und Ausgeglichenheit für die Erde."

Wenn die Energie, die die Menschen der Erde senden, um ihr zu helfen, sich anzupassen, nicht ausreicht, wird der Planet sich selbst anpassen müssen, und die Folgen werden für die Menschen um so weitreichender und schwerwiegender sein. Ein möglicher Zusammenbruch des Ökosystems der Erde hat nicht nur weitreichende Konsequenzen für die Menschheit, sondern für unser gesamtes Sonnensystem und darüber hinaus.

Wir beginnen zu ahnen, daß auch Heilung auf allen Ebenen wirksam sein kann. Entscheidend ist dabei jedoch die innere Motivation. Bei einem Heilprozeß, der nicht nur Symptome kurieren will, werden immer auch unterdrückte Energien freigesetzt.

Zu den großen Überschwemmungen - zur Zeit sind allein hier in England 140 Flüsse über ihre Ufer getreten - finden wir ausführliche Erklärungen in allen englischen Rundfunk- und Fernsehsendern und Zeitungen. Es sei die Schuld der Menschen, die aus purer Habgier und reinem Besitzstreben den Flüssen ihren Lebensraum genommen haben. Selbstheilungsversuche der Flüsse also, die sich ihr altes Recht zurückerobern. Den Preis zahlen wir und haben ihn selbst zu verantworten. Verstärkten Schutz vor Überschwemmungen einzubauen, hat nach Ansicht der englischen Medien langfristig nur weitere Katastrophen zur Folge. Denn die Flüsse benetzen das ganze Umland mit Wasser und garantieren dadurch einen ausgeglichenen Grundwasserspiegel. Durch die Betonierung der Ufer und den Bau von Häusern mit Blick aufs Wasser nehmen wir den Flüssen ihren Lebensraum.

Die Berichterstattungen über die deutschen Weihnachtsüberschwemmungen 93/94 sahen ähnlich aus. Das Magazin „Focus" berichtete, daß ein Achtel der Gesamtfläche Deutschlands mit Asphalt und Beton versiegelt ist. Jeden Tag werden nach Angaben des Bundes für Umwelt- und Naturschutz (BUND) 120 weitere Hektar Freifläche bebaut. Das Wasser kann dort nicht versikkern und vom Boden aufgenommen werden, es gelangt in die Flüsse. Dazu kommt, daß zwei Drittel der deutschen Wälder krank sind und somit als Wasserspeicher ausfallen. Neunzig Prozent aller Fließgewässer sind kanalisiert, begradigt oder verrohrt. Wie ernst dieses Problem zu nehmen ist, beweisen auch die Überschwemmungen in Frankreich, Holland und der Schweiz.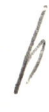

Die Veränderung des natürlichen Flußbettes hat noch weitere schädliche Auswirkungen. Der ADAC untersuchte in den 80er Jahren eine gerade Autobahnstrecke, auf der sich immer wieder schwere Unfälle mit Todesfolge häuften. Es gab keine stichhaltigen Erklärungen für diese gehäuft auftretenden Unfälle. Nach jahrelangen, vergeblichen Untersuchungen stellte der ADAC Wünschelrutengänger an, die die Autobahnstrecke prüften, mit dem Ergebnis: Diese geradlinige Autobahn war über einer Wasserader gebaut worden und die elektromagnetischen Schwingungen verursachten bei den Autofahrern starke Unaufmerksamkeiten, die zu diesen Unfällen führten. Es wurden dann Warnschilder aufgestellt.

Der englische Arzt Nicholas Barton arbeitete jahrelang in Londoner Krankenhäusern und fand, daß chronische Bronchitis und Asthma in bestimmten Teilen von London sehr gehäuft auftraten. Nach jahrelangen vergeblichen Forschungen erinnerte er sich „zufällig" an ein altes Buch über „The Lost Rivers" von London. Dabei handelt es sich um die unterirdischen Flüsse, die unterhalb des bebauten Londons in die Themse fließen. Heute sind sie alle kanalisiert, verrohrt oder trockengelegt. Barton machte sich auf die Suche, durchforstete jahrelang Büchereien und versuchte, alte Stadtpläne oder Beschreibungen von London zu finden, um dort nach Flüssen zu suchen. Er fand eine ganze Flußlandschaft. Jeder Stadtteil hatte in früheren Zeiten mindestens einen Fluß, der zur Themse führte.

Der nächste Schritt Bartons war, mit den lokalen Krankenhäusern Kontakt aufzunehmen und nach den Adressen der Asthmatiker und chronischen Bronchialkranken zu fragen. Es stellte sich heraus, daß ein wesentlich erhöhter Anteil der chronisch Bronchialkranken unmittelbar über oder in unmittelbarer Nähe dieser unterirdischen Flüsse wohnten. Darüber hinaus fand sich auch die Lösung eines anderen englischen medizinischen Rätsels. Die Krankheit Sudor Anglicus, die englische Schwitzkrankheit, über die seit mehreren Generationen in medizinischen Fachzeitschriften berichtet wurde und die immer nach heftigem Regen auftritt, steht offensichtlich in direktem Zusammenhang mit diesen „lost rivers".

Wir sehen, daß die Kanalisierung der alten Zuflüsse nicht nur das gesamte Flußsystem und die Umwelt geschädigt hat, sondern darüber hinaus seit vielen Generationen schweren gesundheitlichen Schaden anrichtet.

Dieses Beispiel macht nur zu deutlich, daß wir zwar fähig sind,

Symptome zu beheben und chronische Bronchitis unter Krontrolle zu bekommen, aber nicht immer wirklich hinschauen, wo die Ursachen für Probleme liegen und an diesen arbeiten. So erreichen wir meist nicht mehr als eine Verschiebung des Problems.

So zeigt sich eine generelle Zunahme von Krankheiten des Immunsystems - z.B. der Allergien, die weltweit um mehr als 15 % im Jahr zunehmen. Das sind immense Zahlen, d.h. jährlich erkranken mehrere Millionen Menschen an solchen Immunkrankheiten. Dazu kommt der verstärkte Einfluß von Streßfaktoren auf die Zunahme von Herz- und Kreislauferkrankungen, die ich im Kapitel zur Gesundheit näher erläutern möchte.

Bei einer Heilung handelt es sich immer um Veränderung auf vielen Ebenen. Viele Menschen wollen zwar die Umwelt verändern, nicht aber sich selbst. Die Regierung soll sich ändern, das Finanzamt, die Kollegen, der Mann, die Mutter etc., aber sie selbst wollen sich nicht verändern - sich weder mit den tiefen inneren Ursachen für die Konflikte noch mit ihrem persönlichen Anteil daran auseinandersetzen.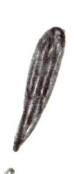

Veränderung und Heilen bedeutet immer auch, Gefühle von Isolation, Abgeschiedenheit, Einsamkeit, Wut, Furcht und Schmerz anzunehmen. Der erste Schritt ist immer das Annehmen, erst dann kann nach konstruktiven Lösungen gesucht werden. Ausgrenzung von inneren Wahrheiten, Abschieben auf andere führt langfristig nur zu weiteren und größeren Konflikten. Kein Konflikt ist so groß, als daß man ihn nicht lösen könnte!

Wenn eine innere Bereitschaft zur Lösung besteht, läßt sich jeder Konflikt konstruktiv anpacken und verändern. Es ist verblüffend, auf welche ungewöhnlichen Lösungsmöglichkeiten unser Unbewußtes kommt, wenn wir nur zu einer inneren Lösung bereit sind.

Tiefgreifende Veränderungen dauern länger, sowohl auf der menschlichen als auch auf planetarer Ebene, wie wir ja am Beispiel der Flüsse klar sehen können.

Wandel erfordert konsequentes Verhalten. Über jede positive Veränderung sollten wir uns freuen, um den Wandlungsprozeß auch positiv zu unterstützen. Jeder Gedanke oder Ausspruch, der besagt, daß man es ja noch immer nicht geschafft hat, unterstützt die negative Seite des Prozesses.

Ein weiteres Beispiel, daß der Mensch mit den Elementen nicht im Einklang lebt, ist die derzeitige Feuersbrunst in Australien. Wie die Untersuchungen zeigen, haben sich dort Fauna und Flora in einzigartiger Weise dem Feuer angepaßt. Viele Pflanzen sind in ihrem Lebenszyklus sogar auf das Feuer angewiesen, um z.B. aussamen und keimen zu können. Auch die Ureinwohner haben sich den immer wieder ausbrechenden Feuersbrünsten angepaßt und sind entsprechend weitergezogen. Erst mit der Besiedelung des Kontinents durch Europäer und mit dem Entstehen von Großstädten in Gegenden, in denen aufgrund des Klimas und der Vegetation immer wieder Feuer ausbrechen, führt diese notwendige Naturerscheinung zu Katastrophen.

Auch in anderen Steppen- und Waldgegenden der Welt hat das Feuer lebenspendende Funktion, indem es Nahrung und Licht für neue Pflanzen- und Tiergenerationen schafft. Diese Zusammenhänge wurden ganz besonders deutlich nach dem Flammeninferno von 1988 im Yellowstone National Park. Damals wurden 1,5 Mio Hektar Wald „zerstört", und anschließend fand hier eine bemerkenswerte Veränderung statt: Gräser, wilde Blumen und Bäume fingen an zu wachsen. Bereits wenige Tage nach dem Feuer kehrten Wild und Vögel in den Park zurück. Die alten Baumkronen hatten kaum mehr Licht durchgelassen und somit neues Leben unterdrückt; der ausgelaugte Waldboden erhielt durch die Verbrennung von alten Blättern und Zweigen genügend Mineralien und andere Nährstoffe für neue Pflanzen.

Das Erdbeben Anfang Januar 1994 in Los Angeles hatte ebenfalls entscheidende Auswirkungen auf das Bewußtsein nicht nur der direkt Betroffenen. Es war das bisher teuerste Erdbeben in der Geschichte Amerikas und das, obwohl die Stahlverstrebungen von Amerikas meistbefahrendster Autobahn dreifach verstärkt waren und als erdbebensicher galten. Das selbe System war bei den Bau-

ten angewandt worden. Auch dort galten viele Bauten als erdbebensicher, die trotzdem wie Kartenhäuser zusammenbrachen.
In amerikanischen und englischen Zeitungen wurde daraufhin
die Frage nach den Gesamtkosten gestellt. Der Kommentar des
Londoner Independent vom 18.1.94 dazu: „Die Zerstörung wirft
die Frage auf, warum Menschen immer wieder versuchen, sich
selbstmordmäßig gegen Naturgesetze zu stellen." Der Artikel wies
auch darauf hin, daß selbst die ausgeklügelsten und technologisch
ausgefeiltesten Systeme nicht imstande sind, ein nur mittleres
Erdbeben unbeschadet zu überstehen.
Aus all den angeführten Beispielen von Wasser-, Feuer- und Erd-
bebenkatastrophen wird deutlich, daß der Mensch sich zu selbst-
herrlich über die Natur erhebt. Diese Naturkatastrophen weisen
darauf hin, daß ein globaler Bewußtseinswandel in bezug auf unser Verhältnis zur Natur notwendig ist.

Neue Heilverfahren

Es wird geschätzt, daß in England jährlich ca. 10 000 Menschen an
den Nebenwirkungen von Antibiotika sterben und daß jährlich
ca. 30 000 000 Rezepte für Schlaftabletten ausgestellt werden. Ca.
1 000 Menschen sterben in England jährlich an einer Überdosis
Schlaftabletten, während es in den USA jährlich ca. 10 000 sind.
Es wurde in England und USA nachgewiesen, daß Hexachloro-
phen, das z.B. in Deodorants, Babyseifen und Talkumpuder verwendet wird, Fälle von nicht heilbaren, schweren Gehirnschäden
verursacht hat. Die Nebenwirkungen des bisher einzigen Mittels,
das gegen AIDS eingesetzt wird, AZT, werden von den Betroffenen als schwerer beschrieben als die Symptome der Krankheit.
Wunderdrogen, wie zur Zeit das Penicillin, können Schocks verursachen, an denen man sterben kann. Die Liste der möglichen
Nebenwirkungen von synthetisch hergestellten Medikamenten ist
endlos, insbesondere bei nichtsteroidalen Antiplogistika
(NSAID's), weitverbreiteten entzündungshemmenden Medika-

menten. Das oft zu leichtfertige Verschreiben von „starken Geschützen" hat darüber hinaus zu einer Resistenz der Bakterien geführt. Das zu häufige Verschreiben von Antibiotika führte auch zu einer allgemein erhöhten Anzahl von Pilzinfektionen. Es gibt auch heute noch keine Mittel gegen von Viren verursachte Krankheiten.

Auf 1 000 qm leben durchschnittlich 25 000 000 Insekten, und in der Luft leben eine tatsächlich unzählbare Anzahl von Bakterien. Jede Spezies hat ihren Sinn und Aufgabe und trägt zum Ausgleich und zur Balance sowohl für uns als auch für andere Lebensformen bei. Wenn unsere einzige Methode zur Behandlung von Kranken jedoch darin besteht, einen Katalog aufzustellen, in dem festgehalten wird, welche Bakterien oder Viren welche Krankheiten verursachen, dann stellt sich die Frage, ob diese Art der Analyse nicht zu kurz greift. Wenn die Ursachen für das Entstehen von Krankheiten tiefer liegen, warum suchen wir dann nicht nach diesen Ursachen?

Gaby Miketta schreibt in ihrem Buch „Netzwerk Mensch", daß die traditionelle Medizin materialistisch und mechanisch orientiert sei. Es existieren, so schreibt sie, eine seelenlose Körpermedizin und eine körperlose Seelenmedizin. Sie verweist auf ein Zitat des Psychosomatikers Thure von Uexküll, daß wir auf der einen Seite Kliniken für Körper ohne Seele und auf der anderen Seite Neurosenkliniken für Seelen ohne Körper haben. Verschwenden wir mit diesen Trennungen nicht wertvolle Energie und lassen viele Menschen unnötig leiden?

Von außen gesehen erscheint der Mensch als unveränderliches Wesen. Doch in Wahrheit verändern wir uns ständig. Deepak Chopra, ein weltweit bekannter ayurvedischer Arzt, vergleicht uns mit einem Gebäude, dessen einzelne Steine sich fortwährend erneuern. Radioisotop-Versuche an den Oak Ridge Laboratorien in USA ergaben, daß jedes Jahr 98 % der Atome unseres Körpers durch neue ersetzt werden.

Dieser ständige Strom des Wandels wird von der Geist-Körper-

bzw. Seele-Geist-Körper-Einheit gesteuert. Unser Körper weiß, was gut oder schlecht für ihn ist. In unserer Kultur ist dieses Wissen leider verlorengegangen. Wenn wir dieses Heilwissen in uns wiederfinden und mehr beachten, werden wir sehen, daß unser Organismus langsam aus eigener Kraft wieder zu sich selber und damit auch auf den richtigen Weg findet.

Winzige Ungleichgewichte in unserem Körper können für die Entwicklungen von Krankheiten verantwortlich sein. Je mehr wir über uns wissen, desto besser können wir mit Erkrankungen umgehen, den inneren Prozeß verstehen und sie als Entwicklungssprungbrett nutzen.

Durch die Erkenntnisse der Psychotherapie in den letzten 70 Jahren wissen wir, daß die Lebenssituation und Psyche des Körpers eine entscheidende Rolle bei der Entwicklung von Krankheiten spielen. Zwei Menschen, die die gleiche Krankheit mit den gleichen Symptomen haben, können völlig unterschiedlich reagieren. Der eine überwindet die Krankheit und wird stärker und widerstandsfähiger, der andere stirbt. Oft liegt die Entscheidung zwischen Leben und Tod nicht im Körper, sondern im Leib-Seele Verhältnis der Betroffenen. Die Statistiken beweisen, daß Menschen, die mit ihrem Leben unzufrieden sind, sehr viel leichter krank werden als diejenigen, die dem Leben positiv gegenüberstehen. Wir wissen alle, daß wir in persönlichen Krisensituationen leichter krank werden als wenn wir uns wohl, ausgeglichen und zufrieden fühlen.

In den letzten Jahren ist das Bewußtsein in allen westlichen Ländern hinsichtlich der Wirkung alternativer Medizin gestiegen, buchstäblich in gleichem Maße, wie die Gesundheitssysteme in immer größere Krisen geraten. Es werden in allen westlichen Ländern immer mehr Personen in alternativen Heilmethoden ausgebildet und zunehmend mehr Ärzte machen Zusatzausbildungen in ganzheitlicher Medizin, wie z.B. Homöopathie oder Akupunktur. In Deutschland sind verhältnismäßig wenig dieser Ausbildungen möglich, und oft werden Zusatzausbildungen in England,

USA oder in Asien durchgeführt. Im Rahmen einer 1992 von mir durchgeführten Studie über Rheumatismus erklärte mir einer der führenden deutschen Rheumatologen, gerade von einer Studienreise aus China zurück: „Während es bei der westlichen Medizin darum geht, ein krankes Molekül zu zerstören, wird in der traditionellen Medizin Chinas ein krankes Molekül als etwas angesehen, das aus einer ihm entsprechenden Schwingungsfrequenz geraten ist. Man macht sich in China völlig andere Gedanken. Dort geht es nicht um Zerstörung, sondern darum, eine Lösung zu finden, dieses 'kranke' Molekül wieder in die richtige Schwingung zu versetzen." Ihn hatte diese Methode sehr beeindruckt. Doch wie er diese Art zu denken in seiner Rheumaklinik anwenden und krankenkassenmäßig abrechnen sollte, das wußte er beim besten Willen noch nicht.

Alle Medizinformen alter Kulturen sind auf der Kenntnis ihrer Pflanzen und Kräuter aufgebaut. In fast allen Ländern der Erde sind die alten Gesundheitssysteme verdrängt worden. In den südamerikanischen Ländern gibt es bei einigen Indianerstämmen noch Kenntnisse über dieses alte Wissen. In Indien, China und Tibet sind ganze Gesundheitssysteme erhalten geblieben, die uns auch heute noch viel zu bieten haben. In China werden Gehirntumore und andere schwere Operationen unter Akupunkturbetäubung durchgeführt. Die Patienten spüren keine Schmerzen, erholen sich schneller von ihren Operationen und sind insgesamt sehr viel vitaler nach solchen Operationen. Nebenwirkungen gibt es dabei keine. Wie gesagt, wir haben von diesen Gesundheitssystemen viel zu lernen.

Wir haben uns aber nicht nur mit neuen Behandlungsmethoden auseinanderzusetzen, sondern vor allem auch mit neuen Zielen bei der Behandlung von Krankheiten. Krankheit kann nicht nur als eine Störung in unserem persönlichen Wohlbefinden, sondern muß in unserem persönlichen Gesamtkontext verstanden werden: körperlich, geistig, seelisch, spirituell und im Rahmen des weiteren sozialen Umfelds. Krankheiten sind vor allem als Indikatoren für fällige, aber aufgeschobene Entwicklungen auf einer der angesprochenen Ebenen zu sehen.

Darüber hinaus eröffnet die konstruktive Auseinandersetzung mit einer Krankheit neue Wege, Energien für das Universum freizusetzen, genau wie sich umgekehrt Störungen im Universum auch in Form einer Krankheit eines einzelnen Menschen niederschlagen können.

Folgende Fragen sollte man sich bei gesundheitlichen Problemen immer stellen:

- Wo genau liegt die körperliche Störung? Schreiben Sie sich die Symptome auf. Nehmen Sie die Krankheit ernst und setzen Sie sich mit ihr auseinander.

- Gibt es ein entsprechendes Problem auf einer anderen Ebene - emotional, geistig oder spirituell?

- Steht ein Entwicklungsprozeß an, den ich übersehen habe oder nicht wahrhaben will?

- Halte ich irgendwo Energien fest? Gibt es Energien auf einer der Ebenen, die in den Vordergrund drängen? Werden diese Energien irgendwo festgehalten?

- Liegen die Konflikte in anderen Bereichen Ihres Lebens begründet? Partnerschaft, Beruf, soziale oder freundschaftliche Beziehungen?

- Wie bewerten Sie die Krankheit? Ist sie eine Flucht bzw. Rückzug vor Konflikten? Stehen notwendige Veränderungen an?

- Wie setzen Sie Ihre Fähigkeiten im Leben ein? Und zwar in allen Bereichen - privat, sozial, beruflich und gesellschaftlich?

- Wie gehen Sie mit den Elementanteilen Ihrer Persönlichkeit um?

- Kennen Sie Ihre Schattenseiten? Wie bewußt gehen Sie mit ihnen um?

Feinstoffliche Energiemuster

Wir wissen aus der asiatischen Medizin, daß jede einzelne Zelle Farbe reflektiert und auch klanglich resoniert. Jeder einzelne Baustein einer Zelle, jede Zelle selber, jedes Organ und jeder Mensch haben ganz eigene elektromagnetische Schwingungsfrequenzen, die uns wiederum Auskunft über die jeweiligen Zellen geben. Alle biochemischen Abläufe im Gehirn sind elektromagnetisch gesteuert. Jeder einzelne Mensch lebt demnach in einem einzigartigen elektromagnetischen Energiefeld. Mit diesem arbeiten die Radioästhesisten bei ihren Ausmessungen des Körpers.

Mineralien und Edelsteine werden in ihrem Wachstum auch nicht nur durch Druck, Temperatur und das Material des direkten Umfeldes geprägt, sondern je nachdem, in welcher Schicht der Gesteinshöhle der Kristallisationsprozeß stattfindet, bilden sich die Steine heraus. So entstehen Formen, Lagen und Zeichnungen, die das widerspiegeln, was vorher im für uns unsichtbaren, feinstofflichen Bereich bereits vorhanden war.

Früher wurden diese energetischen Muster Äther genannt. Viele große Mystiker, z.B. Rudolf Steiner oder Alice Bailey behaupten, daß sich vor der Empfängnis eines neuen Menschen im Energiekörper der Mutter eine spiralförmige farbige energetische Bewegung abzeichnet, die darauf hinweist, daß die Mutter kurz vor einer Empfängnis steht. Auch das bestätigt die Feststellung, daß der feinstoffliche Teil des Menschen schon vor seinem physikalischen Teil besteht.

Sowohl in den alten östlichen Philosophien als auch im Alten Testament wird von der Wiedergeburt des Menschen ausgegangen. Auch hier wird verstanden, daß sich zunächst die „Blaupause" bildet, bevor der Energiekörper Mensch sich entscheidet, bei welchen Eltern er das meiste für seinen Weg lernen kann. Literatur zu diesem Thema finden Sie in der Literaturliste.

In der Entwicklung des menschlichen Embryos gibt es einen Punkt, an dem die Zellen beginnen, sich zu spezialisieren. Es entstehen

Keimblätter, aus denen sich nach und nach verschiedene Gewebe und Organe entwickeln. Jede einzelne Zelle enthält einen genetischen Plan des gesamten Organismus. Sie weiß aber auch, daß sie sich zu einer Leber-, Nerven- oder Muskelzelle zu entwickeln hat. Gesteuert werden diese Informationen in der DNA und durch die Enzyme. Von welcher Energie werden diese Enzyme gesteuert? Es gibt Ansätze, die davon ausgehen, daß die Enzyme durch das Element Äther gesteuert werden.

In den folgenden Kapiteln des Buches wird deutlich, in welchem Ausmaß wir mit den Elementen grob- (d.h. physisch) und feinstofflich verbunden sind. Darüber hinaus wird aufgezeigt, wie wir auf das Ganze verändernd einwirken können. Das Wechselspiel zwischen Mikro- und Makrokosmos wird deutlicher werden und damit die Wirkungen und Einflußmöglichkeiten des Einzelnen auf das Ganze und umgekehrt.

Die folgenden Definitionen versuchen die Zusammenhänge zwischen dem menschlichen Bewußtsein und den uns bekannten Dimensionen einerseits und den Kraftfeldern und Energiekörpern andererseits zu verdeutlichen.

Der *Energiekörper* des Menschen umfaßt den physischen Körper, den emotionalen Körper, den geistigen Körper, den spirituellen Körper und den kosmischen Energiekörper mit Anbindung an die ungeformte kosmische Intelligenz. Die ersten drei Energiekörper sind an das Ego und die physikalische Materie gebunden. Die weiteren gehen darüber hinaus und bestehen aus feinstofflichen Energien.

Das *menschliche* Bewußtsein als ein Teil des feinstofflichen Energiekörpers drückt sich aus im Körper, in der Psyche, im Geist, in der Spiritualität und in seiner Anbindung an den Kosmos/Seele.

Die *Kraftfelder* manifestieren sich als lokale Schwerkraft, als regionales elektromagnetisches Feld, als schwache oder starke nukleare Strahlung (jeweils überregional) und als ätherischer, allumfassender, kosmischer Einfluß.

Die Dimensionen drücken sich aus in Höhe, Breite, Tiefe, als Raum-Zeit-Kontinuum und Äther.

Die Beschäftigung mit den Elementen, ihren Energien und Wirkungen auf all diesen Ebenen verändert unser Bewußtsein und vor allem unsere Wahrnehmung. Mit diesem Buch kann zu unterschiedlichen Zeiten und mit unterschiedlichem Bewußtsein immer wieder gearbeitet werden, um mit neuen Anregungen auch neue Entwicklungen einzuleiten.

II.

GRUNDLAGEN DER HOLISTISCHEN THERAPIE

Die Elemente in der traditionellen asiatischen Medizin

In der Philosophie und Lebensauffassung des alten Indien, China und Tibet wurden die Elemente unter verschiedenen Aspekten betrachtet: ihr rein physikalischer Aspekt, ihre Auswirkungen auf den menschlichen Körper, ihre kosmischen Aspekte, ihre Verbindungsfunktion zwischen Mensch, Erde und Kosmos.

Eine weitere wesentliche Unterscheidung wird in allen drei Kulturen bezüglich des Bewußtseins der Menschen getroffen: wie sie die Elemente wahrnehmen, die ja ihre Umwelt prägen, aus denen sie bestehen und die sie zur Heilung benötigen. Für das normale Alltagsbewußtsein nehmen die Elemente eine grobstoffliche, meßbare, körperhafte und somit zerstörbare und vergängliche Erscheinung an; für das erleuchtete Bewußtsein dagegen zeigen sie sich entsprechend ihrem inneren Wesen: leicht, feinstofflich, leuchtend, klar und miteinander verbunden. Ihre äußeren Erscheinungsformen zeigen sich veränderlich, sind jedoch von ihrem Wesen her unzerstörbar. Diese Eigenschaften sind für das durchschnittliche Bewußtsein nicht wahrzunehmen.

Obwohl alle drei Medizinformen der asiatischen Länder eng miteinander verbunden sind, sind sie nicht identisch. Sie unterscheiden sich in einigen wesentlichen Punkten und werden deshalb hier jeweils einzeln kurz dargestellt.

Bedeutung der Elemente in der chinesischen Heilkunde

Die chinesische Medizin unterscheidet zwischen fünf Elementen: Erde, Wasser, Feuer, Metall und Holz. Bei dem Fünf-Elemente-System handelt es sich um ein analoges System, mit dem alle physiologischen, geistigen, emotionalen und energetischen Prozesse erklärt werden können. Alles Materielle sowie Abstrakte findet in diesem System seine Zuordnung, wie die folgende Graphik zeigt:

Element	Holz	Feuer	Erde	Metall	Wasser
Jahreszeit	Frühling	Sommer	Spätsom.	Herbst	Winter
Klima	Wind	Hitze	Feuchtigk.	Trockenh.	Kälte
Farbe	grün	rot	gelb	weiß	schwarz
Yin-Organ	Leber	Herz	Milz	Lunge	Nieren
Yang-Org.	Gallenbl.	Dünnd.	Magen	Dickd.	Blase
Sinn	Sehen	Fühlen	Schmecken	Riechen	Hören
Geschmack	sauer	bitter	süß	scharf	salzig
Emotion u. Haltung	Zorn Großzügigk. Toleranz	Freude Intelligenz Intuition	Vernunft Stabilität Grübeln	Traurigk. Vertrauen Gerechtigk.	Angst Mut Bescheidenheit

In der chinesischen Medizin wird von einem Wechselspiel zwischen den elementaren Energien ausgegangen. Grundsätzlich ernährt das Holz das Feuer, die Asche wiederum die Erde, aus der

Erde wird das Metall gewonnen und die Mineralien des Metalles machen das Wasser lebendig. Das Wasser wiederum ernährt die Pflanzen, die aus Holz bestehen. Damit beginnt der Kreislauf auf einer neuen Ebene wieder. Theoretisch lassen sich diese Phasen zu 36 Sequenzen kombinieren. In der Praxis arbeiten die chinesischen Ärzte aber nur mit drei Sequenzen. Innerhalb dieser drei Sequenzen, nämlich „Hervorbringung", „Bezwingung" und „Überwältigung", können sie einen Krankheitsverlauf sehr genau prognostizieren.

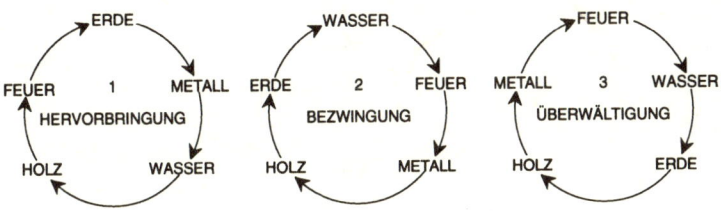

Die Bewegungen geschehen gesetzmäßig, indem ein Element immer das nächste hervorbringt und das übernächste kontrolliert, so durchdringt das Holz die Erde; das Feuer schmilzt das Metall; die Erde nimmt das Wasser auf; das Metall schneidet das Holz und das Wasser löscht das Feuer.

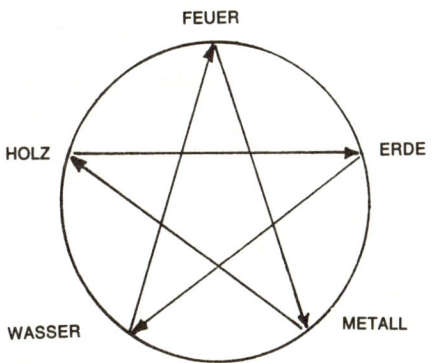

Solange sich die Elemente durch ihre gegenseitige Kontrolle in einem Gleichgewicht bewegen, dient dieser Prozeß der Selbstregulierung. Das Gleichgewicht liegt aber nach Auffassung der chinesischen Medizin nicht nur im Wechselspiel zwischen den Elementen, sondern vor allem auch im Gleichgewicht zwischen Yin und Yang, den positiven und negativen Anteilen.

Yin symbolisiert:	Yang symbolisiert:
Schwarz	Weiß
Negativ	Positiv
Weiblich	Männlich
Körper	Verstand
Erde	Luft
Seele	Geist
Mond	Sonne
Jahr	Tag
Kälte	Wärme
Dunkelheit	Licht
Wasser	Feuer
Kontraktion	Ausdehnung

Dieses Gleichgewicht zwischen Yin und Yang bestimmt die chinesische Philosophie und ihr gesamtes Verständnis vom Leben. Es ist die Voraussetzung innerhalb eines Elementes sowie aller Elemente untereinander, für eine gesunde und harmonische Entwicklung auf allen Ebenen zu sorgen. Nimmt die Bewegung eines Elementes überhand oder tritt ein Element zu stark in Erscheinung, wird das übernächste Element überkontrolliert. Bei einer mangelnden Bewegung wird das übernächste Element zu wenig kontrolliert. In beiden Fällen entsteht ein Ungleichgewicht, welches sich bald im gesamten Zyklus verbreitet und Störungen verursachen wird. Dieses Grundprinzip gilt hier auf allen Ebenen, in allen Bereichen, nicht nur im menschlichen Körper.

Auf den menschlichen Körper bezogen bedeutet das beispielsweise, daß ein Yin-Mangel in der Leber ein übermäßiges Ansteigen des Yangs in Milz oder Magen zur Folge hat.

Die zum Element Holz und Funktionskreislauf Galle gehörenden Organe sind die Leber sowie die Gallenblase. Die Leber übernimmt die Yin-Seite, das bedeutet, sie ist das Speicherorgan, deren Aufgabe es ist, die Yin und Ki-Energie zu speichern. Die Ki-Energie ist bei den Chinesen die nachgeburtliche Energie, die uns am Leben hält und für unsere Lebensenergie verantwortlich ist. Die Leber holt sich das Ki aus den von uns eingenommenen Flüssigkeiten. Die Gallenblase ist das Yang-Organ im Holzzyklus. Die Leber wird verstanden als der Heerführer der Organe und die Galle als ihr Stellvertreter, der in Krisenzeiten, wenn die Leber angespannt ist, die Führung übernimmt. Dieser Kreislauf kontrolliert den Tonus der Muskeln und ihre Spannung.

Die zum Element Feuer und Funktionskreislauf Herz gehörenden Organe sind das Herz, der Dünndarm sowie der Kreislauf. Das Herz übernimmt die Yin-Seite und ist wiederum das Speicherorgan, während der Dünndarm für die Yang-Seite im Feuerzyklus verantwortlich ist. Alle Einflüsse jeglicher Art werden über die Zunge ausgedrückt. Aus diesem Grunde ist die Zungendiagnostik so wichtig in der chinesischen Medizin. Das Herz wird als der Fürst im Gesamtprozeß verstanden. Von ihm gehen klare Einsicht und die richtungsweisenden Einflüsse aus.

Die zum Element Erde und Funktionskreislauf Milz gehörenden Organe sind die Milz und der Magen. Die Milz, die im chinesischen Funktionskreis die Bauchspeicheldrüse einschließt, übernimmt die Yin- und damit die Speicher-Seite dieses Kreislaufes, während der Magen für die Yang-Seite verantwortlich ist. Die Milz ist die „Herrscherin über die Säfte", sie bestimmt die Elastizität von Muskeln und Gewebe. Sie holt sich die Ki-Energie aus der

Nahrung und führt sie dem gesamten Stoffwechsel zu. Die Milz wird als der tadelnde Beamte verstanden, von dem sowohl Kritik und Überlegung ausgehen als auch Vorstellungskraft und Einsicht. Die zum Element Metall und Funktionskreislauf Lunge gehörenden Organe sind die Lunge sowie der Dickdarm, wobei die Lunge das Speicher- und Yin-Organ ist. Die Lunge holt sich die Ki-Energie aus der eingeatmeten Luft und führt sie dadurch dem Stoffwechsel zu. Sie gilt als der Minister im Gesamtsystem und ist verantwortlich für die rhythmische Ordnung sowie alle entsprechenden Lebensäußerungen. Dieser Funktionskreislauf speichert die individuell charakteristischen Energien einer Person. Die Lunge ist mit dem Herzen der Sitz des Geistes. Zufriedenstellende und glückliche Erfahrungen beeinflussen diesen Funktionkreislauf besonders positiv und halten die Energien im Ausgleich, während Unzufriedenheit und Unglücklichsein diese Energien verstärkt schwächen. Raum und Ausdehnung sind die Aktivitäten, die diesem Funktionskreislauf entsprechen. Störungen in diesem Kreislauf haben demzufolge auch immer etwas mit mangelndem persönlichen Raum und mangelnder Ausdehnung zu tun.

Die zum Element Wasser und zum Funktionskreislauf Niere gehörenden Organe sind die Nieren und die Blase. Die Niere ist das Speicher- sowie das Yin-Organ und die Blase das Yang-Organ. Dieser Funktionskreislauf gilt als der mächtige Chef und speichert die Potenz einer Person. Dazu gehört nicht nur die sexuelle Potenz, sondern die Lebenspotenz insgesamt.

Eine Analogie zur Vorstellungsweise der Chinesen, aufgegriffen von Manfred Porkert, macht das tiefe Verständnis der alten chinesischen Kultur für die Elemente sowie ihre Kreisläufe sehr anschaulich. Die Wandlungsphase des Holzes beschreibt die Phase der potentiellen Aktivität — beim Autofahren der Moment, wo der Tank gefüllt ist, der Schlüssel steckt, der Fahrer sitzt, das Auto aber noch nicht angelassen ist. Die nächste Phase ist die Phase des Feuers, der aktuellen Aktivität - beim Auto handelt es sich um das Anlassen des Wagens. Darauf folgt die Wandlungsphase der

Erde, die Fahrzeit und dann die Phase der potentiellen Struktivität. Sie wird durch das Element und den Funktionskreislauf Metall bestimmt, der Fahrer bremst den Wagen ab. Bei der letzten Phase und dem Element Wasser handelt es sich um eine Phase aktueller Struktivität. Der Fahrer ist am Ziel. Dieses Verständnis läßt sich so auf alle möglichen Entwicklungsprozesse anwenden.

Eine Krankheit überträgt sich von Organ zu Organ, und je länger sie andauert, um so schwieriger ist es sie zu behandeln. Eine ausgewogene Ernährung, die Kombination mehrerer Geschmacksrichtungen und eine Anpassung an die Jahreszeiten bei der Wahl der Lebensmittel helfen, den Organismus auszugleichen, bevor sich Krankheiten einnisten können. Weitere Behandlungsmöglichkeiten bieten sich im chinesischen System durch die Akupunktur, die Akupressur und die Fußreflexzonenmassage. Bei diesen Behandlungsformen werden die entsprechenden Druckpunkte entlang der Energielinien der Meridiane stimuliert und dadurch aktiviert.

Eine ausgewogene Ernährung ist die wesentlichste Voraussetzung dafür, daß Yin und Yang im Körper fließen können und die Elemente harmonisch im Körper zusammenwirken.

Bedeutung der Elemente in der ayurvedischen Medizin

In den alten Schriftüberlieferungen Indiens (Veden) finden sich Texte, die uns durch praktische Methoden zur persönlichen und spirituellen Verwirklichung ein tiefes Verstehen des Universums vermitteln (Tantra). Folgt man diesen Texten, so ist die Entstehung des Universums eine Konsequenz des Verlangens der Menschen nach Glück für alle Geschöpfe des Universums. Dieses Verlangen ist dem Tantra zufolge die bewegende Kraft des Universums — und damit auch verantwortlich für die drei Flüssigkeiten des Körpers: Vata, der energetische Wind; Pitta, die Galle; und Kapha, der Schleim. Im Verständnis des Tantra verläuft der Evolutionsprozeß über die Sublimierung der sinnlichen Begierden und zur Sensibilisierung des Bewußtseins für die feinstoffliche Ebenen. Dadurch nähern wir uns unserer inneren und ursprünglichen Wesensnatur und schließen inneren Frieden. Tantra versteht sich somit als eine Möglichkeit zur dynamischen Erforschung unseres Selbstes und unseres Potentials. Die Elemente werden dabei als Ausdrucksformen innerer Erfahrungen und Erkenntnis gesehen. In der traditionellen indischen Medizin (Ayurveda) werden auch Verbindungen zwischen den Elementen, den Organen und Sinnen hergestellt. Die Erde korrespondiert dabei mit dem Geruchssinn und den dazugehörenden Organen. Wasser ist vorherrschend beim Geschmackssinn und bei der Zunge als dazugehörendem Organ. Feuer steht für das Sehvermögen, das Auge und die Farben. Die Luft gehört zum Tastsinn und zur Haut. Äther herrscht über den Gehörsinn und das Ohr.

In der indischen Medizin werden Störungen in den einzelnen Bereichen mit Hilfe von Düften, Farben, Mantras (heilige Silben) sowie Mudras (heilende Gesten) geheilt.

Die *Erde* wird in der ayurvedischen Medizin in Verbindung gebracht mit dem Hals, den Knochen, Zähnen, Knorpeln, Muskeln, Sehnen, Nägeln, Fäkalien, Gedärmen. Die Erde gibt Dichte und Form, läßt Haare, Haut, Knochen, Nerven, Arterien sowie Venen wachsen. Auf der psychosomatischen Ebene bestehen Verbindungen zu Schlaffheit, Schwere, Trägheit, Verwirrung, Schlaf, Langsamkeit. Erde steht für die Grundlagen des Seins, für inneren Reichtum und das Gefühl der inneren Sicherheit. Das körperliche Zentrum der Erde liegt im Bereich des Wurzel-Chakras, das für den materiellen Aufbau des Körpers verantwortlich ist. Im Falle von Störungen kommt es zu Herrschsucht, zu einem starken Wunsch nach Anerkennung, zu Stolz und Selbstzufriedenheit bis hin zu Arroganz und Hochmut. Ein tiefer materialistischer und egoistischer Charakterzug kommt damit zutage. Diese Menschen haben Angst, alles zu verlieren oder zu verpassen. In dieser Entwicklung treten Knochenerkrankungen sowie Rheuma, Arthritis, Fettleibigkeit auf — Krankheiten, die die Bewegungsfreiheit einschränken.

Das *Wasser* wird in Verbindung gebracht mit allen Körperflüssigkeiten — wie Speichel, Zellplasma, Lymphflüssigkeit, Urin, Sperma, hormonale und reproduktive Flüssigkeiten - mit der Brust, den Geschlechtsorganen und den Füßen. Auf der psychosomatischen Ebene besteht eine Verbindung zu Müdigkeit, rascher Erschöpfung, Schlaf und Emotionen. Das Wasser bewahrt das Leben, es reinigt und klärt, es bildet das Blut sowie die inneren Säfte und fördert das Wachstum von Knochenmark und Sperma. Das Wasser im Gehirn hält die Gehirnfunktionen aufrecht. Es steht auf der positiven Seite für innere, geistige Klarheit, die eine objektive Sicht der Welt und ein tiefes Vertrauen in den Ablauf des Lebens miteinschließt. Es symbolisiert Unerschütterlichkeit. Das körperliche Zentrum des Wassers liegt im unteren Bauch- und Rückenbereich. Es ist verantwortlich für die Nieren und Keimdrüsen. Störungen in diesem Bereich äußern sich als Zorn aus Angst, Sarkasmus, Neid, Eifersucht, Überempfindlichkeit und Aggression, begleitet von Selbstgerechtigkeit und ständigen Forderungen und Vorwürfen. Sie können sich aber auch in Trägheit ausdrücken. Körperlich manifestieren sich diese Störungen dann in Blasen- und Nierenerkrankungen sowie in Geschlechtskrankheiten.

Das *Feuer* wird in Verbindung gebracht mit der Verdauung und Wärmeregulierung. Das Feuer steuert die Stoffwechselprozesse im Körper und ist verantwortlich für den Appetit. Es erwärmt und verarbeitet. Im Glanz der Augen sowie in der Intelligenz spiegeln sich die Energien des Feuers wider. Auf der körperlichen Ebene gibt es eine Verbindung zum Bereich des Solarplexus, zum Verdauungsprozeß und zur Hüfte. Auf der positiven Ebene wirkt das Feuer als Kraft der Reife, als kritischer Geist und als mitfühlende Weisheit — samt seiner künstlerischen und sinnlichen Neigungen. Störungen drücken sich aus in weltlichen Leidenschaften, im Zorn aus Enttäuschung, in Begierden, wie übermäßigem Hunger oder Durst, bei übermäßiger Nachsicht sich selbst gegenüber — vor allem aber im Mißbrauch von Macht — in Ungeduld, Reizbarkeit und tiefen Frustrationen. Auf der körperlichen Ebene führt das zu Magenbeschwerden, erhöhtem Blutdruck und anderen Verdauungs- und Bluterkrankungen.

Die *Luft* wird in Verbindung gebracht mit den Körperbewegungen, der Atmung, dem Blut- und Lymphkreislauf. Die Luft fördert den Muskeltonus und ist verantwortlich für das Zittern. Die Luft steuert die Beweglichkeit und bewirkt Veränderungen. Sie fördert im positiven Sinne Unterscheidungsvermögen, Verstand, Kreativität, Vitalität, innere Freiheit und Selbstverwirklichung. Auf der psychosomatischen Ebene bestehen Verbindungen zur Welt der Gedanken, Sorgen, Befürchtungen und Unsicherheiten. Das körperliche Zentrum der Luft liegt im Bereich des Herz-Chakras. Es ist verantwortlich für die Lungen, das Herz sowie die Thymusdrüse. Bei Störungen entsteht Angst vor dem offenen Raum. Menschen mit Luftproblemen neigen zu Haarspalterei, einem extrem analytischen Vorgehen, Mißtrauen, großer Besorgnis, Paranoia, allgemeiner Negativität und starkem Hang zum Materialismus. Auf der körperlichen Ebene führt das zu Herzbeschwerden, Lungenerkrankungen sowie Asthma und Bronchitis.

Der *Äther* wird auf der somatischen Ebene mit den Hohlräumen des Körpers in Verbindung gebracht — mit der Hirnkammer, dem Zentralkanal der Wirbelsäule, den Zwischenzellräumen, sowie allen Hohlorganen und allen feinstofflichen Kanälen, insbesondere dem Gehör. Auf der positiven Ebene bietet der Äther die Möglichkeit zu wachsen. Er unterstützt sowohl biologische als auch geistige Veränderungen. Er steht für die Qualitäten der Erleuchtung, der reinen Wahrnehmung des Raumes, geistige Offenheit, tiefe verstehende Weisheit, die Möglichkeiten der Meditation jenseits der begrifflichen Vorstellungswelt. Das körperliche Zentrum des Äthers liegt im Kehlkopfbereich. Es ist verantwortlich für die Drüsen, die Schilddrüse, Speicheldrüsen, Mandeln — für alle Hohlräume im Körper. Störungen äußern sich in Traurigkeit, Kummer, Sorgen und einem Gefühl von Leere und Gleichgültigkeit sowie Hoffnungslosigkeit und tiefer Depression. Gefühle von Nutzlosigkeit und Trägheit sowie von Neid und Eifersucht gehören ebenfalls zu den negativen Eigenschaften. Auf der körperlichen Ebene drückt sich das in einer Schwächung des Immunsystems, allgemeiner Schwäche sowie in einer allgemeinen Gereiztheit und einem Mangel an Konzentrationsfähigkeit aus. Harmonisierend und ausgleichend behandelt werden diese Schwierigkeiten ebenfalls mit Düften, Kräutern, Farben, Mantras und Mudras.

Bedeutung der Elemente in der tibetischen Medizin

Die tibetische Medizin arbeitet ebenfalls mit fünf Elementen: die Erde, verantwortlich für die Knochen und Muskelbildung sowie Haut und Augen; das Wasser, verantwortlich für die Bildung der Körperflüssigkeiten, das Blut und die Lymphflüssigkeiten; das Feuer aktiviert die Körpertemperatur und ist verantwortlich für die Haut insgesamt; die Luft, verantwortlich für die Atmung und zuletzt der Raum, verantwortlich für die Öffnungen und Höhlen im Körper.

Die fünf Elemente sind auch in der tibetischen Medizin mit den fünf Sinnen verbunden: die Erde mit dem Geruchssinn, das Wasser mit dem Geschmackssinn, das Feuer mit dem Sehen, die Luft mit dem Tastsinn, der Raum mit dem Gehör. Die fünf Elemente — sprich Sinne des Körpers — stehen in Verbindung mit den fünf Elementen der Welt. Wenn innerhalb des Körpers die Elemente nicht ausgeglichen sind, wird die Person krank. Die Lebensauffassung der Tibeter ist eine Philosophie, in der die Medizin nur einen Teilbereich ausmacht. Physische, geistige und emotionale Krankheiten gehören dort, wie die Elemente auch, sowohl zum Mikro- als auch zum Makrokosmos. Unausgeglichenheiten in einem dieser Bereiche verursachen Krankheiten und damit auch Leiden. Diese „Unausgeglichenheiten" entstehen vor allem durch drei Gifte, die im Verhalten der Menschen begründet liegen: Ignoranz, emotionale Bindungen und Engstirnigkeit im Denken.

Die Kunst des Heilens in der tibetischen Medizin umfaßt den Ausgleich der Elemente, wenn ihr Verhältnis gestört ist, um damit einen dynamischen Status von Gleichgewicht und Homöostase zu erreichen.

In der tibetischen Medizin werden die fünf Elemente als kosmische Energien gesehen. Die Begriffe in den europäischen Sprachen decken nicht das ab, was die Tibeter darunter verstehen. Der Begriff für Wasser bezieht sich in Tibet nicht nur auf das Element Wasser, sondern vor allem auf die kosmischen Energien, die im Wasser enthalten sind. Alle weiteren medizinischen Wissenschaften wie Anatomie, Pathologie und Pharmakologie beziehen sich auf dieses kosmische Verständnis der Elemente.

In der tibetischen Medizin werden keine Diagnosen gestellt und keine Behandlungen verordnet, ohne daß sich der Mediziner das Verhältnis der Elemente im Körper des Patienten und in seiner Umgebung genau angeschaut und beurteilt hat. Heilungsverfahren beruhen auf dem Ausgleich der Elemente und umfassen Ernährung, Meditation und verschiedene Mantras.

Die folgende Tabelle gibt die Verbindungen zwischen verschiedenen Energieformen und den Elementen wieder.

	Erde	Wasser	Feuer	Luft	Raum
1	Gelb	Blau	Rot	Grün	Weiß
2	Süden	Osten	Westen	Norden	Weltall
3	Riechen	Hören	Sehen	Fühlen	Schmecken
4	Nase	Ohren	Augen	Haut	Zunge
5	Bauchraum	Thorax Herz	Hals Schlund	Genitalien Extremitäten	Kopf
6	Gefühle Emotionen	Form/Körper Körperbewußtsein	Wahrnehmung in Bezug auf Diskrimination + Bewußtsein	Intellekt, Konzepte, Willen, Ideen, Persönlichkeit, Motivation	Bewußtsein
7	Stolz + Verleumdung	Haß+ Aggression	Leidenschaft Lust	Neid, Eifersucht, Paranoia	Verblendung Verwirrung
8	süß	bitter	scharf	salzig	sauer
9	Tag, Mittag	Sonnenaufgang	Sonnenuntergang	Nacht	-
10	Herbst	Winter	Frühling	Sommer	-
11	Freude	Ärger	Sympathie	Angst	Trauer
12	Sva	Hum	Ah	Ha	Ohm

Schlüssel:

1: Farbe und Elemente
2: Himmelsrichtungen
3: Sinne
4: Sinnesorgane
5: Anat. Entsprechung
6: Bewußtsein

7: negative geistige Einstellung
8: Geschmacksrichtungen
9: Tageszeiten
10: Jahreszeiten
11: Gefühle
12: Klang, Mantra

Es wurde schon mehrfach darauf hingewiesen, daß eine richtige, ausreichende und vor allem ausgewogene Ernährung eine der wichtigsten Voraussetzungen für die Gesundheit ist. Zur körperlichen Ernährung kommen jedoch die emotionale, geistige und spirituelle Ernährung hinzu — ohne die wir uns nicht gesund halten können. Es sollen hier die wichtigsten Ansätze zur Frage einer sinnvollen Ernährung zusammengefaßt werden.

In der chinesischen Medizin hängt die Gesundheit davon ab, ob sich Yin und Yang auf allen Ebenen in einem ausgewogenen Gleichgewicht befinden.

Yin-Nahrung ist säurehaltige Nahrung, die in einer Yang-Umgebung, d.h. in heißer und trockener Umgebung wächst und deshalb einen hohen Wasseranteil und einen aromatischeren Geruch hat und in der Regel über der Erde wächst. Zur Yin-Nahrung gehören Tomaten, Rind- und Schweinefleisch, Austern, Joghurt, Sahne, Bananen, Butter, Zitrusfrüchte, Ananas, Honig, Margarine, getrocknete Teeblätter, Kaffee und gezuckerte Getränke.

Yang-Nahrung wächst hingegen in kalter und nasser Yin-Umgebung, und die Nahrung selbst ist basisch und schmeckt sauer oder salzig. Yang-Pflanzen sind trockener, kürzer und von härterer Qualität und wachsen oft in der Erde. Zur Yang-Nahrung gehören Eier, Truthahn, Heringe, Shrimps, Fischarten, Wasserkresse, Möhren, ungeschälter Weizen, Petersilie, Zwiebel, Ziegenkäse und Ziegenmilch, Käse, Äpfel, Erdbeeren, Kirschen, Johannisbeeren, Sesam-, Mais- und Sonnenblumenöl, Ginseng-Tee, Kräutertees und Quellwasser.

Bei Krankheiten kann der Gleichgewichtszustand dadurch wieder hergestellt werden, daß man feststellt, welche Art von Ernährung dem Körper fehlt und sich in seiner Ernährung dem fehlenden Prinzip anpaßt. Die alkalische Yang-Nahrung wird als dem

Körper verträglicher angesehen als die säurehaltige Yin-Nahrung. Darüber hinaus werden die Nahrungsmittel über ihren Geschmack direkt mit den Elementen in Verbindung gebracht.

Zum Element Holz gehören saure Lebensmittel, zum Element Feuer der bittere Geschmack, zum Element Erde die süß schmeckende Nahrung, zum Wasser salzige Nahrung und zum Element Metall die Schärfe.

Bei Störungen im Prozeß einer der Elemente kann man dementsprechend mit verstärkter oder verminderter Einnahme von anderen Elementen bzw. Geschmacksrichtungen den gesamten Prozeß wieder harmonisieren. Das Ganze ist aber bei weitem nicht so einfach, wie es sich anhört. Denn es gibt noch eine zusätzliche Komponente: die Unterscheidung von warmen und kalten, sowie halbwarmen und neutralen Nahrungsmitteln. Alles das muß im Gleichgewicht sein, um die Heilkräfte im Körper zu wecken und aktiv zu halten.

In der ayurvedischen Medizin Indiens finden wir noch die Unterscheidung in drei bestimmte Konstitutionstypen (Doshas), die sich auf die Elemente beziehen: Vata, Pitta und Kapha. Vata setzt sich zusammen aus den Kräften der Elemente Raum und Luft; Pitta aus den Elementen Feuer und Wasser; Kapha ist eine Verbindung aus den Energien von Wasser und Erde.

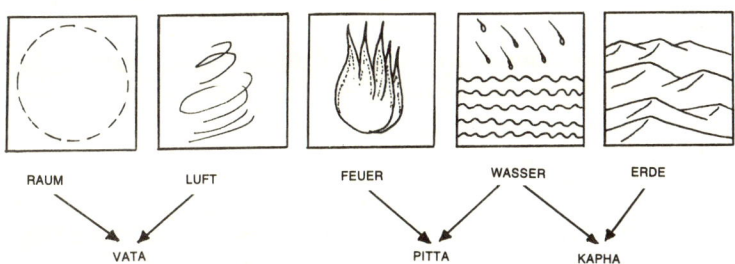

Es gibt jedoch insgesamt zehn verschiedene Mischungen aus diesen drei Grundtypen. Jedes Dosha hat seinen eigenen Hauptsitz im Körper: Kapha sitzt im Brustraum, Pitta im Dünn- und Zwölffingerdarm und Vata im Dickdarm.

Zum Vata-Typ gehören Menschen mit leichtem Körperbau, unregelmäßiger Verdauung, leichtem Schlaf, von leichter Erregbarkeit, ideenreich, lebendig, vergeßlich, schnell, zur Besorgnis neigend, zur Verstopfung neigend und schnell ermüdend. Sie sind impulsiv, begeisterungsfähig und reißen andere schnell mit. Vata Typen sind immer hungrig, lieben Trubel und Veränderung. Das Vata-Dosha ist für alle Bewegungen im Körper verantwortlich. Das Vata führt die anderen Doshas an, es ist sozusagen der Herrscher der anderen Doshas. Ist Vata im Gleichgewicht, sind in der Regel auch die anderen Doshas in Ordnung. Vata-Typen brauchen ausreichend Schlaf und müssen auf einen regelmäßigen Tagesablauf achten. Vata ist die Grundlage des Gleichgewichtgefühles, deshalb muß auf das Gleichgewicht der Vata-Anteile bei jedem besonders geachtet werden.

Zum Pitta-Typ gehören Menschen mit mittlerem Körperbau, von mittlerer Stärke und Ausdauer, mit Neigung zu Streß und Gereiztsein, starkem Hunger oder Durst; wegen ihrer hellen Haut (oft mit Sommersprossen) vertragen sie keine direkte Sonne; sie wachen nachts mit Durstgefühlen auf, übernehmen gerne die Führung, sind zielstrebig und haben in der Regel einen scharfen Verstand. Sie sprechen klar und deutlich und sind gute Redner. Das Pitta ist ein heißes Dosha; es steuert den Stoffwechsel. Pitta-Menschen ertragen es nicht, wenn eine Mahlzeit ausfallen muß. Dieser Typ muß ein maßvolles und geregeltes Leben führen und reagiert besonders empfindlich auf alle Gifte, belastete Nahrung, Umweltver-schmutzung - aber auch auf äußeren und inneren Streß.

Zum Kapha-Typen gehört ein starker Körperbau, gleichmäßige Energie, langsame, ausgeglichene Bewegungen und eine kühle, oft ölige Haut. Er nimmt langsam auf, behält aber lange, schläft lang und tief, neigt zu Übergewicht. Dieser Typ ist vom Charakter her liebevoll, verzeiht gern und sein Leitmotiv ist „ganz ruhig, nur keinen Streß." In der Ayurveda gilt eine Kapha-Konstitution als Glücksfall, da es sich um heitere, gelassene und friedvolle Menschen handelt. Kapha-Menschen tendieren dazu, sich durch Essen zu trösten; sie liegen auch gerne lange im Bett, nehmen schnell zu und haben eine Tendenz zu Übergewicht. Vata und Kapha sind kalte Doshas. Die kalten Doshas haben eine gute Durchblutung und neigen zu „Schlafsucht", d.h. sie schlafen mehr als acht Stunden. Schweres, kaltes und übermäßiges Essen blockieren ihre Vitalität.

Wer mehr über ayurvedische Ernährung und Heilweisen wissen möchte, findet in der Literaturliste die Bücher von Dr. Deepak Chopra. Die meisten seiner Bücher sind auch ins Deutsche übersetzt.

Auf dem westlichen Markt gibt es viele verschiedene Ernährungs- und Diätformen, die hier nicht im einzelnen besprochen werden können, da es den Rahmen dieses Buches sprengen würde. Doch wichtig scheint mir noch, darauf hinzuweisen, daß jede Art von körperlicher Ernährung auch seine feinstoffliche Seite hat. Diese ist zum einen bestimmt durch die Umgebung, in der sie wuchs - in nasser, kalter, trockner oder warmer Umgebung — und zum anderen durch die weiteren Bedingungen, unter denen die Nahrung wuchs. Wir wissen z.B. von vielen Untersuchungen, daß Pflanzen unsere Gedanken aufnehmen und sich dementsprechend schützen. Wir wissen außerdem, daß die Art und Weise, wie die Tiere in der Massentierhaltung aufwachsen und leben, in ihnen Streß auslöst und dieser sich wie bei den Menschen im Stoffwechsel und der Muskulatur festsetzt. Noch folgenschwerer für den Ausstoß des Hormones Adrenalin im Körper der Tiere ist jedoch ihre Todesart. Es gibt inzwischen vielfältige Untersuchungen darüber, daß sich dieses „überstreßte Fleisch", wenn es von uns gegessen wird, auch auf unseren Körper auswirkt. In vielen Fällen traten bei Kindern, insbesondere bei Mädchen zwischen drei und fünf Jahren, Hormonstörungen auf mit geschwollenen und schmerzenden Brustwarzen. Die Kinder hatten Unterleibsschmerzen, und in einigen Fällen wuchsen Schamhaare. Die ersten Fälle dieser Art tauchten in den achtziger Jahren auf, und die Ärzte rätselten damals lange über die Ursachen derartiger Hormonstörungen. Des Rätsels Lösung lag in der Kindernahrung. Alle diese Kinder waren mit den kleinen Gläschen Fertignahrung gefüttert worden. Das Kalbfleisch der Gläschennahrung enthielt einen besonders hohen Anteil an Hormonen — damit das Fleisch schneller wächst und weiß bleibt.

Im grobstofflichen Bereich spielt es zwar eine wesentliche Rolle, was wir essen, aber auch, wie wir essen — mit welchem Bewußtsein wir essen. Essen wir unter Streß und schlingen das Essen nur so in uns hinein, dann kann selbst das gesündeste Essen negative Folgen haben. Essen wir ausgewogene Nahrung nur deshalb, weil wir meinen, sie tut uns gut, mögen sie aber im Grunde nicht, hat dies die gleiche Konsequenz. Essen wir jedoch „ungesund" und genießen es aus vollstem Herzen, schadet es uns nicht. Entscheidend ist hier unsere wirkliche Motivation und die Frage, warum wir etwas fühlen, denken oder auch essen und trinken. Das Bewußtsein bestimmt wesentlich, wie die Dinge auf uns wirken.

Es gibt im Bereich der körperlichen Ernährung keine allgemein gültige „gesunde" Ernährung, sondern nur eine individuell richtige Ernährungsweise, die es persönlich herauszufinden gilt.

Wenn wir am Bewußtsein arbeiten und dieses verändern, verändern wir damit auch das Körperbewußtsein und die Art und Weise, wie wir unsere Umwelt aufnehmen, erfahren und verarbeiten. Wir haben über die körpereigene Intelligenz schon gesprochen. Sie ist überall in unserem Körper vorhanden. Diese innere Intelligenz ist jeder äußeren weit überlegen und wichtiger als die Materie des Körpers. Das heißt, es geht nur zweitrangig darum, uns um die materielle äußere Ernährung zu kümmern, sondern vor allem um unsere innere Ernährung — die emotionale, geistige und spirituelle Seite unseres Lebens. Zu allen diesen Ernährungsformen gehört die Einbindung unseres Seins in die Bedingungen und Gesetzmäßigkeiten des Planeten, der Galaxie und des Universums. Die äußere materielle Ernährung wird sich im Gleichgewicht befinden, weil unsere innere Ernährung stimmt.

Die innere, feinstoffliche Ernährung besteht aus Liebe, Freude, Sexualität und Kommunikation (emotional); Verstehen, Denken und gedanklichem Austausch (geistig); Meditation, Gebet und Träumen (spirituell). Diese Bereiche gehen natürlich ineinander über, verschmelzen miteinander und sind nicht voneinander zu trennen.

Vergleich zwischen asiatischer und westlicher Medizin

Obwohl die unterschiedlichen asiatischen Heilweisen große Ähnlichkeiten miteinander aufweisen, unterscheiden sie sich doch in wesentlichen Punkten.

Das Yin/Yang Konzept der chinesischen Medizin basiert auf dem taoistischen Denken, während die tibetische Medizin auf dem Buddha Dharma beruht. Die chinesische Medizin sucht nach der Unsterblichkeit des Menschen, während die tibetische Medizin von der Vergänglichkeit des Lebens ausgeht. Das Buddha Dharma besteht darauf, daß es keine endgültigen Ziele oder Ideen gibt. Deshalb wird in dieser Medizin auch nicht nach Unsterblichkeit gesucht. Es gibt dort keine Suche und somit auch keinen Suchenden. Die Grundlage des tibetischen Konzeptes geht damit über das dualistische Yin/Yang Konzept der Chinesen hinaus.

Die westliche Medizin stellt überhaupt keine spirituellen Fragen, die über das körperliche Befinden des Patienten hinausgehen — und das, obwohl der Zusammenhang zwischen psychischem Befinden und Erkrankungen (beispielsweise bei Herzerkrankungen) durch viele Studien nachgewiesen wurde. Trotzdem findet eine psychische Nachbetreuung nicht statt, und nur wenige Patienten werden auf die Notwendigkeit einer psychologischen Betreuung bei Krebserkrankungen hingewiesen.

Aus meiner Praxis weiß ich von Fällen, bei denen die Patienten nach Krebsoperationen (Gehirntumore, Rückenmarkstumore, Totaloperationen) mit ihren Problemen völlig alleingelassen wurden. Die westliche Medizin konzentriert sich auf die Behandlung der Symptome, und wenn das, was von ihr als Krankheit bezeichnet wird, z.B. ein Tumor, beseitigt wurde, ist in ihren Augen damit die Heilung erzielt.

Der Zusammenhang zwischen tiefen inneren, spirituellen Lebenskrisen und dem Ausbruch von schweren chronischen Krankheiten wird in der westlichen Medizin leider immer noch nicht gesehen. Der Sohn von Dr. Hamer, einem bekannten Münchner Internisten, wurde im Urlaub in Italien ohne Grund erschossen. Dr. Hamer, der als Arzt nie ernsthaft krank gewesen war, bekam kurze Zeit darauf Hodenkrebs. Nach drei Jahren des Forschens stellte er in den achtziger Jahren fest, daß nicht nur alle gynäkologischen Krebspatienten, sondern auch viele andere Krebspatienten, mit denen er als internistischer Oberarzt in seiner Klinik zu tun hatte, unter vergleichbaren schockartigen Erlebnissen zu leiden hatten. Und er rekonstruierte den Zusammenhang zwischen dem Verlust seines Sohnes und der Auslösung der Krebserkrankung. Als er diese Ergebnisse seinen Kollegen im Krankenhaus mitteilte, wurde er sofort vor die Alternative gestellt, entweder die Klinik zu verlassen oder diesen Erkenntnissen abzuschwören. Er verließ die Klinik und erlitt einen „gewaltigen Selbstwerteinbruch", wie er es selbst bezeichnete. Er konnte nicht verstehen, daß er auf solchen Wegen aus der Klinik „rausgeschmissen" wurde.

Er stellte daraufhin die „Eiserne Regel des Krebs" auf (das Dirk-Hamer-Syndrom). Basis aller Krebskrankheiten sei ein schwerer und hochdramatischer Erlebnisschock, der sich gleichzeitig in der Psyche, im Gehirn und im Organ niederschlägt. Dr. Hamer steht mit seiner Meinung heute immer noch weitgehend allein. Er postuliert, daß es sich bei solchen Schockerlebnissen um eine biologische Wirkung auf ein „überdeterminiertes System" handelt, welches auch auf allen drei Ebenen behandelt werden muß. Er sieht alle schweren Schockerlebnisse, auch die psychischen Verletzungen, als biologischen Schock, da sie sich sofort auf allen Ebenen — einschließlich des Körpers — niederschlagen. Die Verstandesebene beginnt anschließend, das Erlebte aufzuarbeiten. Die Aufarbeitung erfolgt jedoch meist relativ unbewußt auf Basis des sich biologisch niedergeschlagenen Schocks. Je weniger der Betroffene sich über seine Erfahrung austauschen kann, desto „wirkungsvoller" ist die Schockerfahrung und damit das Krankheitsrisiko. Ein schwerer Konflikt wird jedoch nicht zwangsläufig zu einer chronischen Krankheit, und die jeweiligen Folgekrankheiten können sich bei jedem Menschen anders ausdrücken. Die Schulmedizin lehnt diesen Ansatzpunkt jedoch noch völlig ab.

In der östlichen Medizin geht man davon aus, daß alle Streßerlebnisse, ob sie emotional, geistig, körperlich oder durch andere Umweltfaktoren verursacht wurden, Ungleichgewichtigkeiten im Ablauf der Energieströme des Gesamtsystems verursachen und dementsprechend ganzheitlich behandelt werden müssen.

Auch die Auffassung unserer Schulmedizin, Bakterien und Viren seien für viele Krankheiten verantwortlich und als Verursacher zu vernichten, stammt aus demselben Gedanken vom äußeren Feindbild. Krankheiten sind demnach das Werk äußerer Kräfte. Mit Louis Pasteur (französischer Chemiker und Biologe 1822 - 1895) wurde die westliche Medizin auf die Arbeit der Bakterien aufmerksam. Er lehrte, daß die Bakterien Krankheitserreger sind, während sein Zeitgenosse Bechamp davon ausging, daß die Krankheit die Bakterien hervorbringt. Die westliche Medizin fällte vor ca. 135 Jahren die Entscheidung, die Bakterien greifen uns an und sind Krankheitserreger (Cynthia Coumoyer: Die Impftheorie und das „verlorene Kapitel" der Wissenschaft, in Fit & Leben 2/94). Dieses Konzept wurde später auch den Viren übergestülpt. In Wirklichkeit finden sich Viren und Bakterien immer und überall. Die nächstliegende Frage ist, warum dann nicht alle Menschen dauernd krank sind? Die tiefergehende Frage ist jedoch, ob Bakterien und Viren die eigentliche Ursache für Krankheiten sind oder auch nur ein Symptom?

Die Behandlungsform der westlichen Schulmedizin, Bakterien zu vernichten, schwächt jedoch insgesamt das Immunsystem, während die Behandlungsformen der östlichen Medizin das Immunsystem sowie das Gesamtsystem des Menschen stärken. Jede vom Körper überwundene Krankheit, in der eine Integration der sogenannten Krankheitserreger stattgefunden hat, fördert die Widerstands- und Überlebenskraft des Gesamtsystems. Jede Behandlungsform, die darauf ausgerichtet ist, Organismen oder Organe zu vernichten, schwächt das Gesamtsystem.

Die westliche Medizin fördert mit ihrem Feindbild „Krankheit" in Verständnis und Anwendung die dualen Konflikte, während die östliche Medizin versucht, die Konflikte auf allen bestehenden Ebenen zu integrieren, um damit das Gesamtsystem zu stabilisieren, zu fördern und zu stärken.

In der medizinischen Fachzeitschrift „Forum Immunologie" vom Januar 1994 macht sich Dr. med. Wolff Gedanken um die rapide Zunahme von Erkrankungen des Immunsystems vor allem in der westlichen Welt. Er kommt zu der Schlußfolgerung, daß wir unser Immunsystem nicht genug trainieren. Der Begriff *Lernen* wurde bisher nicht in bezug auf das Immunsystem angewandt. Er verweist darauf, daß zu früheren Zeiten auch in unserer Kultur Kinder angehalten wurden, „sich liebevoll mit der Welt und Natur zu verbinden, in die Welt zu gehen, wie es im Märchen liebevoll ausgedrückt wird." Heute, sagt Dr. Wolff, werden unsere Kinder gegen Krankheiten und Umwelt geschützt: Selbst die Natur wird zum Feindbild hochstilisiert, da sie voller Bakterien, Viren, giftiger Pflanzen, allergener Katzen- oder Hundehaare ist. Diese Vorsicht erweist sich auf Dauer als Hindernis und schwächt das Immunsystem. Die Auseinandersetzung mit der Welt und den

Elementen in ihr muß rechtzeitig und früh beginnen, damit das Immunsystem auch auf der stofflichen Ebene gestärkt werden kann und lernfähig bleibt.

Die östliche Medizin arbeitet auf der stofflichen Ebene mit dem Ausgleich der Elemente in uns, wie es in dem Kapitel „Aspekte ganzheitlicher Ernährung" kurz dargestellt wurde. Dieses Buch stellt darüber hinaus weitere Möglichkeiten vor, wie der Ausgleich der Elemente feinstofflich auch auf anderen Wegen unterstützt werden kann: z.B. durch Farbbestrahlungen, Musik, Klänge, Meditationen.

Das Leib-Seele-Problem

In allen asiatischen Philosophien wird die Medizin als Teil des Gesamtverständnisses von Leben und Tod verstanden. Der Mensch ist eingebunden in den natürlichen Kreislauf der Natur und wird als Teil der Natur verstanden. Die Seele des Menschen wird als nicht materiell, sondern als spirituell und unsterblich angesehen. Die Erde dient dem Menschen als Lernfeld. Hier hat er die Möglichkeit, seine Erfahrungen zu machen und damit auch sein Bewußtsein zu erweitern, um dann mit einem neuen erweiterten Bewußtsein wieder auf die Erde zurückzukommen und sich in einer neuen Runde anderen Aufgaben stellen zu können. Während sich die asiatische Philosophie über viele Jahrtausende nicht verändert hat, war die jüngere, westliche Philosophie während dieses Zeitraumes vielen Wandlungen und Irrwegen unterworfen.

Die Frage: „Was ist die Seele und wo sitzt sie?" ist sicherlich die grundlegendste Frage der gesamten Geschichte der Menschheit. Aristoteles befand vor 2300 Jahren, daß der Sitz der Seele sich im Herz befinden müßte, während das Gehirn eher eine Art Klimaanlage sei, um das erhitzte Blut zu kühlen. Dieser Meinung schloß sich Hippokrates, der Begründer der Heilkunde an. Nach seiner Meinung entstehen Krankheiten aufgrund einer fehlerhaften Mischung der Körpersäfte, und verursacht wird dies durch die Umweltfaktoren sowie die Lebensweise und die Ernährung des Klienten. Für Descartes (1596 - 1650) war der Sitz der Seele jedoch die Zirbeldrüse. Das Nervensystem, das man zu diesem Zeitpunkt schon kannte, wurde als Verbindungssystem verstanden, durch das der Geist in den Körper fließen würde. Die folgenden Themen beherrschten die Auseinandersetzungen zwischen Philosophen und Naturwissenschaftlern über die Jahrhunderte:

Sind Körper und Seele eins?

Handelt es sich um zwei getrennte Einheiten?

Wer beeinflußt wen, der Körper die Seele oder die Seele den Körper?

Ist bewußtes Denken ein Aspekt eines physikalischen Prozesses im Gehirn? Ist die Freiheit unseres Denkens eine Illusion?

Wie wirklich sind Ideen? Wo kommen sie her?

Ist Gefühl wissenschaftlich erklärbar? Woher wissen wir von Gefühlen anderer?

Wie ist das Verhältnis zwischen dem Menschen, den Planeten und dem Universum?

Schopenhauer nannte die Grundfrage des menschlichen Selbstverständnisses — die Frage zwischen Leib und Seele — den „Weltknoten".

Bis zum 16. Jahrhundert wurde allgemein davon ausgegangen, daß die Menschen und die Natur von Gott erschaffen waren. Mehrere europäische Forscher wie z.B. Nikolaus Kopernikus, Johannes Kepler, Isaac Newton und Galileo Galilei entwickelten dagegen die Theorie, daß die Natur berechenbar und logisch sei. Die Diskussionen, Unruhen und Auseinandersetzungen, die aufgrund dieser Erkenntnisse folgten, brachten große Verwirrungen in die Köpfe der Menschen. Fritjof Capra hat über diesen Wandel in der Geistesgeschichte zwei hervorragende Bücher geschrieben, "Der kosmische Reigen" und "Wendezeit", in denen diese Prozesse anschaulich beschrieben werden.

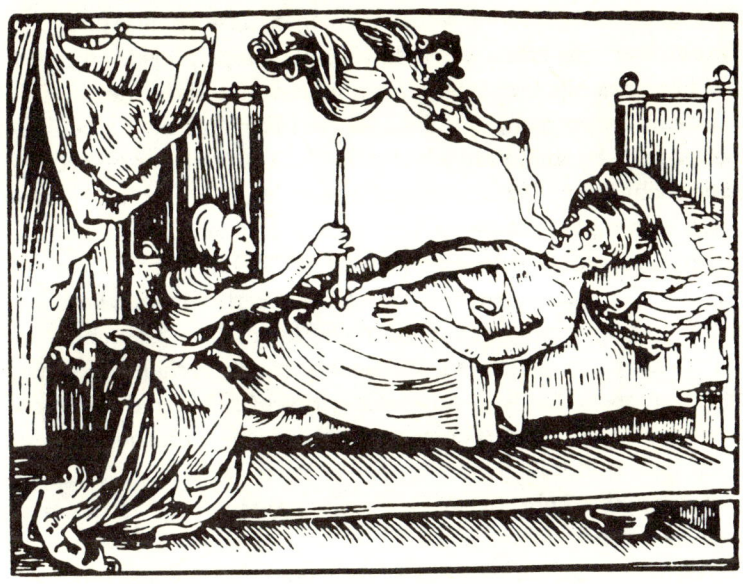

Darstellung aus der Luther Bibel - die Seele verläßt den Körper
und wird von einem Engel zum Himmel begleitet.

Der Mathematiker und Philosoph Descartes versuchte 1648 Ordnung in das Durcheinander zu bringen, indem er Geist und Körper trennte und daraus zwei unabhängige Einheiten machte: eine körperliche und eine geistige Realität. Die Welt der Materie, des Körpers sei berechenbar, beschreibbar, mathematisch kalkulierbar und perfekt. Unsere Aufgabe sei es, die Gesetze dieser perfekten Welt zu verstehen und beherrschen zu lernen. Der Welt der Materie stehe die Welt des Geistes gegenüber — die Welt der unsterblichen Seele, von der unser Denken, unsere Wünsche sowie die geistigen Funktionen abhängig seien. Diese Welt sei jedoch nicht meßbar.

Diese Auffassung setzte sich im westlichen Abendland durch und wurde von denjenigen, die in die neue Welt reisten, um dort ihr Glück zu versuchen, auch dorthin getragen.

Der spanische Arzt und Maler Santiago Ramon Y Cajal war der erste, der bereits 1888 mit seinem Kollegen diese Theorie über den Haufen warf. Sie erhielten beide 1906 den Nobelpreis für ihre Arbeit über das Nervensystem. Zum ersten Mal in der neuen Zeit wurde angenommen, daß Denken und Fühlen durch einen gemeinsamen Prozeß, nämlich durch die Aktivität der Neuronen ermöglicht wird. Die immaterielle Seele wurde jetzt als in dem überaus komplexen System der Neuronen sitzend angesehen.

In der Psychologie, die sich in den letzten 70 Jahren seit Sigmund Freud in der westlichen Welt zunehmend verbreitet hat, beschäftigt man sich vorwiegend mit den Gefühlen, ihren Ursachen, ihren Ausdrucksformen und wie sie bestimmte Verhaltensformen determinieren. Die Psychosomatik erforscht dagegen die Zusammenhänge von körperlichen und psychischen Erscheinungen. Doch man findet Begriffe wie „Seele" oder „Glück" in kaum einem der vielen Lehrbücher für Psychologie und noch seltener in irgendwelchen Sachregistern.

Alfred Gierer hat das englische Taschenbuch Thesaurus mit etwa 15.000 eingetragenen Wörtern untersucht. Etwa die Häfte der Worte und Begriffe beschäftigen sich mit objektivierbaren Zusammenhängen und Formen, während die andere Hälfte unter Stichworten wie „intellektuelle Fähigkeiten", „Willenskräfte", „moralische Eigenschaften" oder „Gefühle" zu fassen sind. Leider gibt es für den deutschen Sprachraum keine mir bekannte vergleichbare Untersuchung. Unsere Sprache enthält unzählige Möglichkeiten, feine Zustände unseres Gefühlslebens und unseres Bewußtseins zu beschreiben. Trotzdem wird weit mehr Geld in die „objektiven" Wissenschaftsbereiche investiert als in die „subjektiven" Bereiche, die sich beispielsweise mit den Gefühlen der Menschen beschäftigen.

Selbst die Psychologie ist heute kaum mehr als Wissenschaft vom

Menschen, seinem persönlichen Erleben und Verstehen in bezug auf seine Umwelt anzusehen, sondern mehr und mehr als eine Wissenschaft des objektivierbaren Verhaltens als Basis für eine möglichst objektive, für alle zutreffende Theorie.

Inzwischen gibt es einen neuen Wissenschaftszweig, die Psycho-Neuro-Immunologie, die die Psychologie, die Neuro-Biologie und die Immunologie miteinander verbindet. Hier wird das Bewußtsein mit der Seele gleichgesetzt. Das Bewußtsein, das unser Verhalten steuert, ist kein immaterieller Seelenprozeß unabhängig vom Körper, „sondern das Bewußtsein entspricht den Gehirnprozessen selber" (vgl. Gaby Miketta, Netzwerk Mensch, S. 17). Krankheit wird verstanden als im wesentlichen abhängig von den biologischen, psychologischen und sozialen Faktoren.

Es ist uns jedoch bei weitem nicht alles bewußt, was im Gehirn vor sich geht. Aber alles, was uns bewußt ist, entspricht einem bestimmten physikalischen Gehirnzustand. Zumindest läßt sich das mit den heutigen wissenschaftlichen Methoden so verstehen. Dieser Theorie entsprechend laufen die elektrischen und chemischen Vorgänge im Nervensystem mit dem Strom des bewußten Erlebens ab, d.h. innerhalb unserer Zeitfrequenz. Wenn wir also einen Entschluß fassen und damit auf unser Verhalten einwirken, so wirkt nicht ein immaterieller Entschluß auf unser Verhalten ein, sondern dieser Entschluß selbst entspricht einem Gehirnprozeß, der nach objektiven Gesetzen der Physik abläuft und schließlich das Verhalten bestimmt. Seelische Zustände werden hier als zentrale Eigenschaften des gesamten Nervensystems aufgefaßt, vergleichbar mit dem Verhalten anderer Systeme. Dieses Konzept sieht Erkenntnis, Wunsch sowie den Willensakt selbst als ein nach objektiven physischen Gesetzen ablaufendes System.

Obwohl es sich bei diesem wissenschaftlichen Ansatz um eine Erweiterung der bisher üblichen Forschungs- und Betrachtungsweise in den Naturwissenschaften handelt, ist seine Grundlage auch wieder die Verobjektivierbarkeit von Erkenntnis und Erfahrung. Außerdem stellt sich die Frage, ob das Bewußtsein tatsächlich eine Eigenschaft des Gehirns ist. Wir können nämlich nicht fühlen, daß das Denken im Kopf erfolgt. In welchem Körperbereich erfolgt das Fühlen? Und die alten Fragen bleiben weiter bestehen: Wer herrscht über wen? Bestimmt das Fühlen die Gedanken oder bestimmen die Gedanken das Fühlen? Um mit Alfred Gierer zu sprechen: „2500 Jahre Geschichte der Philosophie und doch keine Lösung." (vgl. Alfred Gierer, Die Physik, das Leben und die Seele, S. 216)

Aber nicht nur die Philosophie hat keine Lösung hervorgebracht, die Naturwissenschaften, die ja ihre Form der objektivierbaren Wissenschaftlichkeit als die einzige wirkliche Wissenschaft betrachten, sind auch keine Spur weiter.

Das Problem liegt an der Betrachtungsweise. Solange wir dualistisch zwischen Materie und Geist unterscheiden, finden wir auch keine adäquate Lösung. Materie und Geist sind zwei verschiedene Seiten derselben Medaille. Sie sind nicht voneinander zu trennen, sie gehören zusammen wie schwarz und weiß, wie positiv und negativ, wie Yin und Yang. Ich spreche von einer Leib-Geist-Seele-Einheit. Unser Geist und unsere Seele drücken sich entsprechend ihrem jeweiligen Bewußtseinsstand in unserem Körper aus und umgekehrt. Nicht eines davon läßt sich unabhängig vom anderen betrachten. Sie sind genauso miteinander verbunden wie Raum und Zeit. Betrachten wir die Zeit, haben wir einen veränderten Einblick und Erkenntnis über den Raum, betrachten wir den Raum, haben wir andere Erkenntnisse und Erfahrungen über die Zeit. Dasselbe trifft auch auf Leib-Geist-Seele zu. Betrachten wir nur eine Seite, haben wir eine eingeschränkte Sichtweise auf die anderen Seiten. Die Seele ist jedoch unsterblich, während der Körper vergeht. Der Geist steht sozusagen als Bindeglied zwischen Seele und Körper. Die folgende Graphik versucht die Dreieinheit zwischen Seele, Geist und Körper darzustellen.

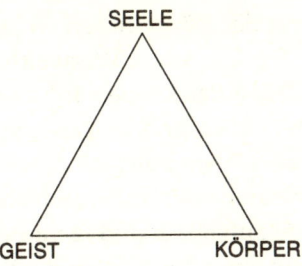

Körper, Geist und Seele können sich gegenseitig beeinflussen,
weiterentwickeln, entweder fördern oder bremsen.

Der Körper ist ein ungeheur kompliziertes und effektives Netzwerk, in dem alle Einheiten, wie Atome, Moleküle, Zellen, Organe entsprechend den Gesetzen der Dreieinheit reagieren. Die Gesetze mögen auf der äußeren Ebene den bisher erkannten Gesetzen
der Physik bzw. Biochemie folgen oder aber auch nicht. Man erinnere sich nur an den Vergleich zwischen Isaac Newton und der
heutigen Quantenphysik. Selbst Einstein stellte viele der Newton'schen Erkenntnisse auf den Kopf. Trotzdem waren sie nicht
ungültig geworden. Einstein hatte „einfach" den Horizont erweitert. Die Gesetze der Schwerkraft z.B. stimmen immer noch in dem
von Newton erkannten Rahmen. Einsteins Arbeiten über die Relativitätstheorie wurden später weiterhin erweitert durch die
Quantenphysik, und das ist sicherlich nicht das Ende aller Erkenntnis. Die Quantenphysiker gehen sogar davon aus, daß sich das
Universum mit der Erkenntnis verändert und wächst. Dasselbe
gilt auf allen Ebenen auch für unsere Leib-Geist-Seele-Einheit. Die
von uns bislang akzeptierten Ideen greifen alle zu kurz und fassen nicht das wirkliche Wesen, das wirkliche Sein der Leib-Geist-
Seele-Einheit. Darüber hinaus ziehen sie nicht das unendlich mögliche Wachstum in Betracht. Je mehr wir wachsen und unser
Bewußtsein mit uns wächst, desto mehr wächst auch das Universum und sein Bewußtsein. Es besteht nicht nur eine Verbindung
zwischen uns und unserem Planeten, sondern auch zwischen uns,
dem Planeten und dem Universum.

Aus Erfahrungen mit der Körperarbeit weiß ich, daß Menschen ihre Glücksgefühle, Freude, Angst, Verzweiflung, Erfolg, Neid etc. nicht in denselben Teilen des Körpers fühlen und erfahren. Manche fühlen Glück im Herzen, andere im Magen, wieder andere im Hals. Manche erfahren Angst im Herzen, andere im Magen, wieder andere in den Därmen oder im Solarplexus. Das ganze „Netz" ist höchst individuell aufgebaut und nicht verobjektivierbar.

Jede Veränderung auf einer der Ebenen der Leib-Geist-Seele-Einheit verursacht Veränderungen auch auf den anderen Ebenen. Immerwährende vollkommene Gesundheit ist eine — gefährliche — Illusion und dient nur der Geschäftemacherei derjenigen, die damit etwas verkaufen wollen, unabhängig, wie gut ihr Angebot ist. Im alten China gibt es ein Sprichwort, welches sagt: „Eine Blume kann nicht 1 000 Tage lang blühen." Zur Entwicklung und zum Leben gehört das Auf und Ab — die Veränderung der Form. Immer wenn eine alte Form aufgegeben wird, geht das nicht ganz ohne Schwierigkeiten vonstatten.

Krankheit steht als Zeichen für eine nötige oder längst überfällige Veränderung. In diesem Prozeß können wir unterstützend, beschleunigend oder ängstlich hemmend eingreifen. Krankheit gehört wie der Ablauf der Jahreszeiten (Frühling, Sommer, Herbst, Winter) zum Gesamtprozeß. Weder organische noch anorganische Formen bleiben für immer die gleichen. Aus Regen wird Matsch oder Eis. Regen verdunstet und wird zu Dampf. Die Gesamtentwicklung ist in ständiger Bewegung. Wir können entweder mit der Bewegung gehen oder uns dagegenstellen. Krankheit kann uns als Zeichen oder Hilfe unser Weiterentwicklung dienen. Unser Körper-Geist-Seele-Energiefeld ist eingebunden in das Energiefeld unserer Umwelt. Störungen im Gleichgewicht unserer Umwelt wirken sich auch auf das Gleichgewicht unserer Einheit aus. Unsere Umwelt ist eingebunden in ein größeres System, die Galaxie. Wir können lernen, mit diesen feinen Schwingungsmustern in Kontakt zu sein, um ihre Informationen zu verstehen. Je mehr wir in Kontakt mit uns selbst sind, je bewußter wir uns

über unsere eigene Leib-Geist-Seele-Energie werden, desto feinstofflicher können wir die Einflüsse unserer Umwelt wahrnehmen
und um so adäquater können wir darauf reagieren.
Statt uns unbewußt einer Krankheit auszusetzen, können wir auch
bewußt Gesundheit, Veränderung und Wachstum erzeugen.

Alle körperlichen Symptome sind Lebensbotschaften, Kommuni-
kationsversuche mit unserem Bewußtsein, um uns mitzuteilen,
wo unserem Körper etwas fehlt. Dabei kann es sich tatsächlich
um ein ausschließlich körperliches Nicht-wohl-Fühlen handeln,
es kann aber auch tiefer liegen, so daß das körperliche Symptom
nur ein Ausdruck eines Unbehagens auf einer anderen Ebene ist.
Selbst so unterschiedliche Energieaspekte wie die Persönlichkeit
und die Enzyme und Hormone müssen miteinander in Kontakt
und in einem gesunden Gleichgewicht stehen, wenn das Ganze
sich wohl fühlen soll. Alle Teile sind miteinander verbunden, so
daß immer ein Teil zugleich das Ganze widerspiegelt (wie in jedem Teil des Mikrokosmos auch die gesamte Information des Makrokosmos vorhanden ist). Bei dem Zusammenhalt unserer mehr
als 50 Billionen Zellen, die durch ein unglaublich komplexes System von Organen, Zellen, Molekülen, Atomen und kleineren Einheiten wie Quarks bestehen, handelt es sich nicht um eine rein
verobjektivierbare Einheit. Unser Leib-Geist-Seele-Energiefeld hat
eine eigene innere Intelligenz, die jeder äußeren Intelligenz überlegen ist, und jede einzelne Einheit ist einmalig. Nicht zwei Menschen oder zwei Tiere oder zwei Pflanzen sind einander gleich.
Diese innere Intelligenz ist lebendig und dynamisch, d.h. es handelt sich hierbei nicht um statisches, nicht wandelbares Wissen,
sondern um eine Intelligenz, deren Wissen mit der Erfahrung
wächst und nicht an unsere Zeitvorstellung gebunden ist. Mit diesem Wissen können wir in einem begrenzten Rahmen unsere Zeit-
grenzen sprengen. Wenn wir jedoch in der Lage sind, mit der
Raumqualität des Elementes Äther zu arbeiten, können wir über
die Grenzen unserer Zeitvorstellung hinausgehen.

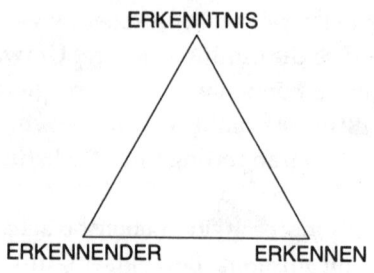

Die Dreiheit der Erkenntnis

Die Teile des Dreiecks Erkennender, Erkennen und Erkenntnis sind abhängig von dem jeweiligen Bewußtsseinszustand. Auch diese Einheit erweitert sich, ist lernfähig und wächst. Sie kann aufgrund der Erkenntnisfähigkeit wachsen, den Rahmen der uns bekannten Materie sprengen und sich anderen Informations- und Bewußtseinsebenen anschließen.

Bei der Arbeit mit den Elementen in allen hier angesprochenen Bereichen verändern wir unseren Bewußtseins- und Kenntnisstand und wachsen mit der Arbeit, um dann auch klarer und selbstbewußter handeln zu können.

Physikalischer Streifzug durch die Elemente

Die Elemente sind unsere ständigen Begleiter. Wir sind auf allen Ebenen in täglichem Kontakt mit ihnen:

- auf der äußeren physikalischen Ebene (Erde, Umwelt)
- auf der inneren physikalischen Ebene (Körper)
- auf der emotionalen Ebene, (Gefühle)
- auf der geistigen Ebene (Gedankensysteme)
- auf der sinnlichen Ebene (ganzkörperliche Wahrnehmung)
- auf der spirituellen Bewußtseinsebene (Meditation)
- auf der planetarischen Ebene (Astrologie)

Die Ebenen sind nicht voneinander getrennt zu betrachten, sondern sind miteinander verbunden, greifen ineinander und ernähren sich gegenseitig. Ohne die Elemente ist unser Leben nicht möglich. Aus diesem Grunde werden wir hier jedem Element seinen Platz einräumen und die wichtigsten Dinge über seine physikalischen Gesetzmäßigkeiten wiedergeben.

Wir werden uns mit den Umwandlungsprozessen in der Natur genauer beschäftigen und sehen, welche Rolle dabei das Gesetz von der Erhaltung der Energie spielt. Energieumwandlungsprozesse finden auch auf feinstofflichen Ebenen statt. Jeder physikalische, physiologische aber auch jeder psychische und geistige Vorgang braucht Energie, um geschehen zu können. Bei diesen Prozessen wird jeweils eine Energieform in eine andere umgewandelt. Das Hauptziel dieses Buches ist es, die feinstofflichen Energieumwandlungsprozesse aufzuzeigen und dem Leser Methoden zur ihrer Nutzung an die Hand zu geben.

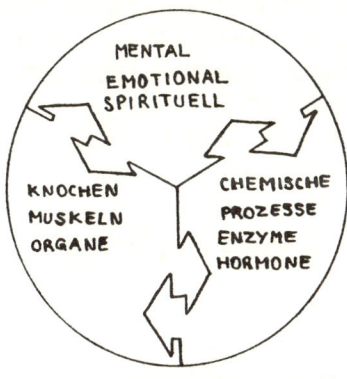

Die Erde

Die Erde ist der drittnächste Planet zur Sonne. Sie ist der einzige Planet des Sonnensystems, welcher nach heutigen Erkenntnissen, Bedingungen zur Entwicklung von Leben aufweist. Der Abstand von der Sonne zur Erde beträgt ca. 149 573 000 km. Sie umkreist die Sonne mit einer Geschwindigkeit von 29,8 km pro Sekunde - einmal im Jahr, das heißt einmal in 365,25 Tagen. Das entspricht oktavgenau einer hörbaren Frequenz von 136,10 Hz. Dieser Ton wurde von dem Schweizer Musikwissenschaftler Hans Cousto „Jahreston Cis" genannt. Er entspricht genau dem Grundton der indischen Musik.

Die Erde dreht sich gleichzeitig um sich selbst, während sie sich um die Sonne dreht. Sie dreht sich dabei in jeweils 23 Stunden 56 Minuten um sich selbst. Das entspricht wiederum mit einer Frequenz von 194,18 Hz dem „Tageston G".

Die Erde ist der fünftgrößte Planet innerhalb unseres Sonnensystems. Ihre Oberfläche beträgt ca. 509 600 000 qm. Davon sind ca. 29 % Landfläche und die restlichen 71 % Wasser. Die Oberfläche der Erde unterteilt sich in 7 Kontinente und drei Weltozeane. Die harte Kruste der Erde ist ca. 35 km tief. Dieser Mantel besteht hauptsächlich aus verschiedenen Erdgesteinen.

Die Schwerkraft der Erde ist veränderlich und ist bedingt durch die freischwebende Bewegung eines Körpers. Sie ist von Ort zu Ort unterschiedlich.

Die Erde ist umgeben von der Atmosphäre, einem Strahlungsgürtel und der Hydrosphäre. Sie ist der einzige der Sonnenplaneten, auf dem es Wasser in flüssigem Zustand gibt. Das Wasser war die Grundvoraussetzung dafür, daß sich Leben auf der Erde entwikkeln konnte. 71 % der Oberfläche der Erde besteht aus Wasser und bei 98 % der Hydrosphäre handelt es sich um Meereswasser. Nur 2 % sind Süßwasser, welches wir in Seen, Flüssen und Gletschern finden.

Die Erde ist außerdem umgeben von einer Magnetsphäre, einem Bereich von starken magnetischen Kräften, die bis zu 140 km in die äußere Atmosphäre reichen. In dieser Magnetsphäre „fängt" die Erde sehr schnell bewegende, elektrisch geladene, von der Sonne abgesonderte Teilchen auf (Sonnenwinde). Diese Teilchen würden, unaufgefangen, den Erdkörper bombardieren und das Leben auf der Erde bedrohen. Eine hohe Konzentration dieser eingefangenen Partikel haben eine zweischichtige Zone gebildet, den Van Allen Radiationsgürtel, der für verschiedene geophysikalische Phänomene verantwortlich ist.

Die Erde ist nicht autark

Wie wir gesehen haben, befindet sich auf der Erde alles was Lebewesen zum Leben brauchen: Sauerstoff, Wasser und Nahrung. Alles steht in ausreichendem Maße jedoch nur deshalb zur Verfügung, weil es sich durch das Energieerhaltungsgesetz und die Regenerationsabläufe fortwährend reinigt bzw. erneuert.

Diese Kreisläufe müssen in Bewegung gehalten werden und dazu ist eine beträchtliche Menge von Energie notwendig. Es verdunsten jährlich schätzungsweise sechs- bis siebenhundert Billionen Tonnen Wasser in den Gebieten des Äquators. Das verdunstende Wasser steigt in die Atmosphäre auf und wird durch die Luftströmungen nach Norden und Süden transportiert. Dem Land wird es dann als nahrungsgebendes Element in Form von Regen bzw. Schnee wieder zugeführt.

Die für diesen Umwandlungsprozeß notwendige Energie wird von der Sonne geliefert. Das gilt ebenso für die Photosynthese. Hier werden unter Ausnutzung der Sonnenstrahlung von den Pflanzen jährlich mehr als zweihundert Milliarden Tonnen organische Substanz neu erzeugt, die von den Lebewesen der Erde als Nahrung genutzt werden können.

Die Sonne ist also für die an der Oberfläche der Erde sich abspielenden Prozesse primärer Energielieferant. All diese von der Erde benötigte Energie wird von der Sonne in Form von elektromagnetischen Wellen aus rund 150 Millionen Kilometer Entfernung geliefert. Diese elektromagnetischen Wellen werden von uns als Wärme und vor allem als Licht auf- und wahrgenommen.

Der feinstoffliche Körper der Erde

In alten hochstehenden Kulturen wurde die Erde als ein dynamisches, lebendes Wesen angesehen, das von geistigen Kräften einer universell existierenden Hierarchie bewohnt war. Mit der Entwicklung des Denkens seit der Aufklärung wurde dieses Verständnis der Erde als unwissenschaftlich verworfen — die Erde nur noch als bloßes Objekt und purer Rohstofflieferant betrachtet.

In den alten Hochkulturen ging man auch davon aus, daß die Oberfläche der Erde wie ein lebendiges Energienetz aus Linien und geometrischen Formen wirke. Noch heute gibt es eine Wissenschaft, die sich mit Fragen der Erdenergien beschäftigt — sie nennt sich Geomantie.

1973 kam aus der damaligen Sowjetunion die Bekanntgabe einer „neuen" Entdeckung: der Nachweis eines Kristall-Gittermusters in der Erdstruktur. Drei russische Wissenschaftler aus verschiedenen Disziplinen (Ingenieur, Historiker und ein Elektronikspezialist) beschrieben, daß dieses Gitternetz die ganze Erde umspannt. Es weist duale Formen auf und besteht aus einem Ikosaeder von 20 gleichseitigen Dreiecken und einem Dodekaeder von 12 Pentagonen. Diese Formen bilden die vierte und fünfte Reihe der geometrischen Formen, bekannt als „Platonische Körper". Sie gehören zu den geometrisch regelmäßigen, dreidimensionalen Formen der klassischen griechischen Geometrie. In dem platonisch-pythagoräischen Gedankengut symbolisieren diese Körper bestimmte Eigenschaften oder Farben. Der Ikosaeder wird symbolisch dem Element Wasser zugeordnet, der Farbe Blau sowie dem Prozeß der fortlaufenden Regeneration. Der Dodekaeder steht symbolisch für das Element Äther und für die Vereinigung unterschiedlichster Kräfte. Die ihm entsprechende Farbe ist ein helles Gelb. Dieses Kristall-Gitternetz hängt nach Auffassung der russischen Forscher mit bedeutenden Punkten der Erde zusammen. An den Scheitelpunkten dieser geometrischen Figuren befinden sich die Zentren von bis heute unerklärbaren Phänomenen.

Seit Jahrhunderten sind Rutengänger in der Lage, erdmagnetische Ströme zu finden. Erdströme sind elektrische Ströme in der Erdrinde, die durch Schwankungen des Erdmagnetfeldes erzeugt werden oder beim Ausgleich von Spannungen entstehen, die durch luftelektrische oder chemische Vorgänge erzeugt werden. Sensible Rutengänger können sogar zwischen verschiedenen Formen dieser Ströme unterscheiden. Selbst bei unterirdischen Wasserströmen können geschulte Rutengänger feststellen, um welche Art es sich handelt. Sie können außerdem zwischen verschiedenen Materialarten, Wasser, Öl und unterirdischen Stromkabeln unterscheiden.

Es ist heute nachgewiesen, daß unter den Bauplätzen von Hochaltären in Kirchen Energieströme laufen oder sich sogar kreuzen. Die alten Bauherren haben alle wichtigen Gebäude oder Gegenstände wie z.B. Taufsteine, Kanzeln oder Türschwellen über unterirdischen Wasserströmen gebaut. Während man zunächst lange davon ausging, daß wichtige Bauten bewußt über solchen unterirdischen Strömen gebaut wurden, haben viele Geomanten heute dazu eine andere Position. In Untersuchungen wurde festgestellt, daß manche neueren Kirchen diese unterirdischen Ströme nicht von vornherein aufweisen, daß sich aber die Reaktion beim Rutengehen während des Gottesdienstes veränderte, lebendig wurde, auf Ströme hinwies, die nach dem Gottesdienst jedoch wieder verschwunden waren. Der Bewußtseinsstand der heutigen Geomanten ist, daß diese unterirdischen Ströme sich offensichtlich durch die laufende Benutzung der Gebäude entwickeln. Das heißt, daß die psychische Energie, die in Kirchen z.B. durch das Sakrament frei wird, das Gebäude „auflädt". Im Laufe der Jahre oder Jahrhunderte entwickeln sich dann unter den Bauwerken diese Ströme. Das heißt ganz konkret, daß wir mit den Gebäuden, in denen wir leben und arbeiten, in einer direkten energetischen Verbindung stehen, die sowohl uns als auch das Energiefeld der Gebäude bzw. der unmittelbaren Erde verändert.

Die Luft

Die Luft ist das die Erde umgebende Gasgemisch bestehend aus 78,09% Stickstoff, 20,95% Sauerstoff, 0,93% Argon, 0,03% Kohlendioxyd, 1,8 - 3% Neon sowie 4-5% Helium und andere Stoffe. Die Luft ist für die Existenzfähigkeit der meisten Lebewesen aufgrund ihres Sauerstoffgehaltes, des Luftdruckes sowie ihres Schutzes vor kosmischen Strahlen lebensnotwendig.

Der Luftdruck ist der von der Luft durch die Schwerkraft insbesondere in der Atmosphäre ausgeübte Druck. Der Luftdruck ist abhängig von der Höhe über dem Meer und weist unter anderem mit der Wetterlage zusammenhängende Schwankungen auf.

Bei der Luftelektrizität handelt es sich um elektrische Erscheinungen in der Lufthülle der Erde. Das luftelektrische Feld in Bodennähe beträgt 130 Volt per Meter. Die Luft ist elektrisch positiv aufgeladen, die Erde negativ. Das luftelektrische Feld wird von positiven Ionen aufgebaut, die in der Ionosphäre durch kosmische Strahlung und von der Erde aus durch natürliche Radioaktivität gebildet werden.

Weitere elektrische Ladungen entstehen durch das Zerspritzen von Regentropfen, das Aufwirbeln von Staub sowie durch Wetterveränderungen, die ein Gewitter hervorrufen. Ionen sind durch Abgabe (negative Ionen = Anionen) oder Aufnahme (positive Ionen = Kationen) von Elektronen positiv oder negativ geladene, atomare oder molekulare Teilchen, die in Gasen, Flüssigkeiten oder festen Körpern auftreten. Ionenbildung entsteht durch den Zusammenstoß der Teilchen bei hohen Temperaturen und durch Strahlungseinwirkung. Ionen fungieren auch als Transmitter im Gehirn.

Sauerstoff im Körper

Ohne Sauerstoff können Tiere und Menschen nicht atmen und somit nicht leben. Der von der Erde mittransportierte Sauerstoff ist jedoch sehr beschränkt, da mit ihm ca. 3 Milliarden Menschen und unzählbare Tiere auskommen müssen. Es wird geschätzt, daß der gesamte auf der Erde vorkommende Sauerstoff nur für ca. dreihundert Jahre reichen wird und daß sich dieser Zeitraum aufgrund der zunehmenden technischen und industriellen Verbrennungsvorgänge deutlich verkürzen wird. Gelöst wird das Problem des potentiellen Sauerstoffmangels natürlich durch die Photosynthese der Pflanzen. Dabei handelt es sich um einen Prozeß der Anpassung von körperfremden Stoffen in körpereigene unter Energieverbrauch. Die grünen Pflanzen entnehmen hierzu der Luft Kohlendioxyd (CO_2) — die Wasserpflanzen entnehmen dies dem Wasser —, aus dem Boden mit den Wurzeln Wasser und bilden daraus auf sehr kompliziertem Wege mit dem in den Blättern enthaltenen grünen Farbstoff (Chlorophyll) und mit Hilfe des Sonnenlichtes (Photosynthese) als Energiequelle zunächst Kohlenhydrate, wobei Sauerstoff frei wird. Das bedeutet, daß im Zuge des Energieerhaltungsgesetzes die Pflanzen den Sauerstoff ständig erneuern. Die Pflanzen funktionieren hier wie Antennen. Sie fangen die von der Sonne ausgestrahlte Energie ein und verwandeln sie in den lebensnotwendigen Sauerstoff.
Das ist aber nur eine der Fähigkeiten der Pflanzen. Durch die Pflanzen konnte in der Urzeit die Lufthülle der Erde erst entstehen. Wir wissen heute, daß die irdische Uratmosphäre keinen Sauerstoff enthielt. Sie war reich an Kohlendioxyd, Wasserstoff, Methan und anderen heute als giftig angesehenen Gasen. Nur in einer solchen Atmosphäre konnten sich aber, nach den heutigen Erkenntnissen, die komplizierten hochmolekularen Strukturen bilden, die zur Voraussetzung unserer Form von Leben nötig waren. Für die damals erreichte Entwicklungsstufe wäre Sauerstoff ein tödliches Gift gewesen. Erst viele Millionen Jahre später entstanden Molekülketten, die sich selbst verdoppeln konnten. Zu dieser Zeit war

die Erdoberfläche mit einer geschlossenen Pflanzendecke bedeckt. Das führte dann zu einer erdweiten biochemischen Krise aller existierenden Lebensformen und zu einer totalen Veränderung der biochemischen Abläufe. Diese Pflanzen konnten nämlich mit Hilfe des Sonnenlichtes, aus einfachen, anorganischen Verbindungen komplizierte, organische Moleküle wie Zucker, Fette und Eiweiß aufbauen. Dieser enorme Fortschritt in der Geschichte des Lebens auf unserem Planeten beschleunigte die Gesamtentwicklung um ein Vielfaches. Obwohl die komplizierten biochemischen Prozesse der Photosynthese heute noch nicht vollständig erklärt werden können, ist die Fähigkeit der Pflanzen die von der Sonne ausgestrahlte Energie für ihren eigenen Stoffwechsel auszunutzen, der entscheidende, charakteristische Unterschied zwischen pflanzlichen und tierischen Lebensformen. Das Tier ist in seiner Ernährung auf die von den Pflanzen gelieferten organischen Grundstoffe angewiesen. Es kann nur durch die Aufnahme pflanzlicher Nahrung am Leben bleiben oder indem es sich durch andere Tiere ernährt, die durch die Pflanzen die unentbehrlichen Grundstoffe aufgenommen haben.

Der Sauerstoff selbst war damals zunächst ein reines zusätzliches Abfallprodukt. Es gab noch keine Lebensform, die sich ihn nutzbar machen konnte. Möglicherweise sind andere Lebensformen, die damals in der sauerstoffarmen Luft existierten, durch die neuartige Produktion von Sauerstoff ausgestorben. Es entstand buchstäblich eine erdweite Vergiftung der Atmosphäre mit Sauerstoff. Die damals existierenden Pflanzen und ursprünglichen Tierformen erstickten aber nicht insgesamt an dieser weltweiten Vergiftung, sondern paßten sich in ihrer Lebens- und Ausdrucksform den neuen Bedingungen an. Sie assimilierten sich in ihrer von ihnen selbst geschaffenen neuen Umwelt und machten aus der Not eine Tugend: Sie benutzten den Sauerstoff als Energiespender. Die neue Spezies von Lebewesen — wir Menschen eingeschlossen — machten dann den pflanzlichen Abfall zu ihrer Lebensgrundlage. Damit wurde ein Kreislauf aufgebaut und ein neues biologisches

Gleichgewicht wieder erreicht. Und wie wir gesehen haben, ist die von Sauerstoff abhängige Entwicklung von Lebewesen wie Tieren und Menschen für die Pflanzen außerordentlich nützlich und zweckmäßig.

Wenn wir uns dann den Kreislauf näher betrachten, können wir feststellen, daß wir seit Jahrmillionen immer wieder denselben Sauerstoff einatmen, den unsere Urahnen und die Urahnen der Tiere schon eingeatmet haben. Dasselbe Prinzip gilt übrigens auch beim Wasser.

Das Wasser

Chemisch setzt sich das Wassermolekül - ein Dipol mit einer positiv und einer negativ geladenen Seite - aus zwei Wasserstoffatomen und einem Sauerstoffatom zusammen: H_2O. In Lexika wird das Wasser als eine geruchs- und geschmacklose, durchsichtige Flüssigkeit bezeichnet. Sein Gefrierpunkt liegt bei ungefähr 0 Grad Celsius und es siedet bei fast 100 Grad Celsius. Reines Wasser besitzt ein sehr geringes elektrisches Leitvermögen. Die chemische Verbindung von Wasserstoff und Sauerstoff ist sehr stabil. Zur Zerlegung von Wasser in seine Grundelemente werden viele Kilojoules benötigt. Quell- und Flußwasser enthält Magnesium und Calciumverbindungen, deren Menge seine Härte und auch seinen Geschmack bestimmen.

71% unserer Erde ist mit Wasser bzw. Eis bedeckt. Auf unserem Planeten gibt es ca. 1,65 Trillionen Tonnen Wasser. Davon befinden sich alleine 97,2% in den Weltmeeren. Diese geschätzte Wassermenge ist so groß, daß für jeden Menschen theoretisch 315 Tonnen Wasser zur Verfügung stehen, wenn man von einer Erdbevölkerung von 5,2 Milliarden Menschen ausgeht.

Da Wasser bei 4°C am schwersten ist, Eis aber leichter, frieren tiefere Gewässer nie bis zum Grund zu. Außerdem führen die jährliche Temperaturkurve und der Unterschied der Klimata auf der Erde zu ständigen Durchmischungen des Wassers und zu Meeresströmungen von kontinentalen Ausmaßen (Golfstrom).

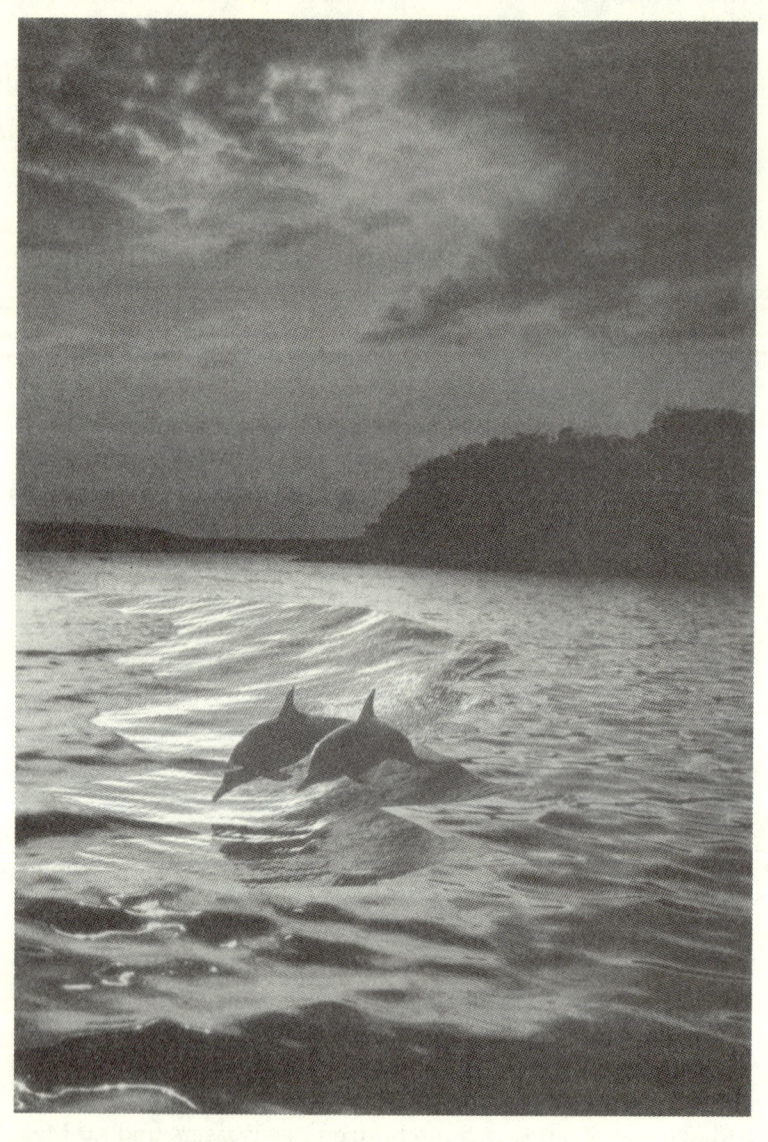

Auch wir brauchen das Wasser zum Leben

Als Regen, Schnee und Eis sowie in Gletschern, Flüssen und Meeren wirkt das Wasser in hohem Maße formgebend auf die Erdoberfläche ein (Eiszeiten, Urstromtäler, Erosion, Akkumulation). Die Körpersubstanz der meisten Lebewesen besteht zu 60 bis 70% aus Wasser, bei einigen Algen sogar bis zu 90%. Wir selbst bestehen zu 60% aus Wasser. Alle Lebensvorgänge in den Zellen sind an das Wasser gebunden: Das Wasser dient als Lösungs- und Transportmittel und als Baustoff.

Die Atmosphäre nimmt je nach Lufttemperatur permanent mehr oder weniger Wasser auf, das dann in Form von Nebel, Regen, Schnee oder Hagel wieder auf die Erdoberfläche zurückfällt und von dort durch die Verdunstung wieder in die Atmosphäre gelangt. Dieser Wasserkreislauf übt einen entscheidenden Einfluß auf das Wettergeschehen aus.

Das Gesetz von der Energieerhaltung, wie wir es ausführlicher im vorangegangenen Kapitel über die Luft beschrieben haben, trifft selbstverständlich auch auf das Wasser zu. Das Wasser, das wir trinken, ist vor uns schon unzählige Millionen oder Billionen Male getrunken worden. Es hat den Durst von allen vor uns existierenden Lebewesen gelöscht und sie ernährt. Es war immer das gleiche Wasser und es wird immer wieder das gleiche Wasser sein. Der Stoffwechsel aller lebenden Wesen benötigt das Wasser als Lösungsmittel, da sich nur in ihm die vielfältigen chemischen Prozesse, die für die Funktion des Stoffwechsels nötig sind, abspielen können. Alle Lebewesen scheiden wiederum Wasser aus, das von der Luft bzw. von der Erde wieder aufgenommen wird, gereinigt und wieder weiter von allen Lebewesen verwendet wird.

Wir scheiden Wasser über die Nieren und die Blase aus, aber auch über die Haut — einer der wichtigsten Mechanismen zur Wärmeregulierung unseres Körpers — sowie über unsere Atmung. Das von uns ausgeschiedene Wasser gelangt immer wieder in den Gesamtkreislauf der Erde: Bach, Fluß, Meer, Atmosphäre, Regen. Die Kreisläufe müssen in Gang gehalten werden. Dazu ist eine beträchtliche Menge von Energie notwendig. Es verdunsten jährlich schätzungsweise sechs- bis siebenhundert Billionen Tonnen Wasser in den Gebieten des Äquators. Das Wasser verdunstet und steigt in die Atmosphäre auf. Dort wird es durch die verschiedenen Luftströmungen nach Norden und Süden bewegt. Durch Regen bzw. Schnee wird es dann dem Land als nahrungsgebendes Element wieder zugeführt. Die für diesen Umwandlungsprozeß notwendige Energie wird von der Sonne geliefert. Das gilt ebenso für die Photosynthese.

Das Feuer

Feuer entsteht durch ein schnelles Verbrennen von brennbarem Material, wodurch sich Hitze und Licht (Flammen) entwickeln. Als weitere „Nahrung" benötigt das Feuer den Sauerstoff, der zur Oxidierung des Brennstoffes führt.

Urformen des Feuers waren die Sonne, deren Hitze zu Selbstentzündungen von trockenen Pflanzen führte und Blitze, die in Bäume einschlugen und sie entzündeten. Diese Art von Feuer beherrschte das Leben auf der Erde während vieler Äonen.

Die Beherrschung des Feuers und seine Nutzung durch den Menschen ist der erste Schritt in der Kulturentwicklung und Zivilisation der Völker. Es existieren zahlreiche Sagen um seine Entdeckung. In alten Kulturen und bei vielen alten Völkern gab es Feuerrituale. Es wurde lange geglaubt, daß der Peking Mensch, der ca. 500 000 Jahre vor Christus lebte, der erste Mensch war, der mit dem Feuer arbeiten konnte. Neuere Studien aus Kenia 1981 und aus Südafrika 1988 können jedoch beweisen, daß die ersten Menschen schon 1 420 000 Jahre vor Christus Feuer kontrollieren konnten. Die ersten Techniken zum Feuermachen entstanden jedoch erst ca. 7 000 Jahre v. Chr.

Die Entwicklung von der Feuerkontrolle zum Feuermachen dauerte in der Geschichte der Menschheit viele Hunderttausend Jahre. Die ersten Methoden, Feuer zu machen, waren das Schlagen eines Feuersteines gegen harte Steine, um Funken zu erzeugen, bzw. die Nutzung der Reibungswärme, wenn ein Loch durch Holz gebohrt wurde. Mit der Entwicklung der Landwirtschaft im Mittleren Osten in neolithischer Zeit wurde es nötig, Wälder und Büsche zu entfernen. Dazu wurde dann das Feuer kontrolliert eingesetzt. Später wurden Felder abgebrannt, um die Asche als Dünger zu verwenden. Diese Vorgehensweise wird heute noch in vielen Ländern angewendet.

Das Feuer hat während der letzten 10 000 Jahre in der Entwicklung der Menschheit zur Zivilisation bis hin zur Industrialisierung auf jeder Entwicklungsstufe eine entscheidende Rolle gespielt: von der Anwendung des Feuers zur Zubereitung von Nahrung, der Rodung von Land, der Heizung von Häusern, der Produktion von Kochgeschirr, zur Kupfer- und Bronzegewinnung und später auch zur Eisengewinnung. Vieles in der Entwicklung zur modernen Technologie und Wissenschaft war bedingt durch die zunehmende Fähigkeit der Menschen, Feuer anzuwenden und für sich auszunutzen.

Die Anwendung von Feuer hat den Menschen die Möglichkeit gegeben, in verstärktem Maße Energie zu gewinnen.

Das Feuer wird heute in den verschiedensten Formen als selbstverständlicher Teil unseres Lebens angesehen: vom Streichholz bis zur Elektrizität. Ganze Industriezweige basieren auf der Anwendung des Feuers.

Das Feuer spielte in allen Religionen und in der Philosophie aller Kulturen eine große Rolle. Die Anzahl der heiligen Feuerrituale in vielen Kulturen und die Feuergötter sind Beweis für die Wichtigkeit des Feuers in der menschlichen Geschichte. In den alten indischen Veden ist das Feuer der Vermittler zwischen den Menschen und ihren Göttern. Jedes Haus hatte ein heiliges Feuer, um den Feuergöttern zu dienen. In den alten Kulturen Persiens stand das Feuer im Zentrum der Religion. Es wurde als das feinste und ätherischste Prinzip angebetet. Bei den Juden war Abraham derjenige, der diese Religion reformierte und die Kinderopferungen, die dem alten Feuergott gewidmet waren, unterband. Sowohl in den afrikanischen als auch in den indianischen Kulturen war es sehr wichtig, das Feuer von Verunreinigungen und Verschmutzungen freizuhalten. Nicholas Hagger, ein englischer Wissenschaftler, hat sich mit 25 verschiedenen Kulturen auseinandergesetzt und seine Erkenntnisse zu einer umfassenden Theorie zusammengefaßt: „The Fire and the Stones" sowie „The Universe and the Fire".

Der Äther

Das Wort Äther kommt aus dem griechischen — das ursprünglich deutsche Wort für Äther ist Himmelsluft oder einfach Himmel. Das indische Wort für Äther ist Akasha und bedeutet dort Raum, auch Knochenraum und steht für kosmische Intelligenz. Im westlichen Verständnis unterscheidet man zwischen grob- und feinstofflicher Materie und der Äther gehört jedenfalls zur feinstofflichen Materie.

Die chemische Verbindung von Äther ist R1-O-R2, wobei R1 und R2 gleiche oder verschiedene Alkyl- oder Arylreste sind. Ätherische Öle sind sich verflüchtigende pflanzliche Öle, die einen charakteristischen Geruch haben (Lavendel-, Rosen-, Zitronenöl). Diese Öle werden zu Parfüms, Likören und Arzneimitteln verarbeitet — sowie in der Aromatherapie verwendet.

In der griechischen Philosophie bedeutet Äther der Urstoff des Ganzen. Der Äther wurde als den ganzen Raum ausfüllendes Medium verstanden und als Träger der Lichtausbreitung gesehen. Für Descartes war Äther ein unsichtbares, den Raum ausfüllendes Medium. Er vertrat die Theorie, daß sich Licht und Wärme durch Äther im Raum ausbreiten und bewegen können. Diese Auffassung war für viele Jahrhunderte gültig. Später, im Zeitalter der modernen Physik, wurde der Äther als das Medium angesehen, durch welches außer Licht und Wärme auch verschiedene andere Kraftfelder übertragen werden. Die heutige Welt der physikalischen Wissenschaften kennt vier spezifische grundlegende

Energiefelder: die Schwerkraft, das elektromagnetische Feld sowie das starke und schwache nukleare Feld.

Äther wurde verstanden als Vermittler und Überträger für die Schwerkraft, die elektrischen Felder und die magnetischen Kräfte. In vielen wissenschaftlichen Versuchen ließ sich aber Äther nicht als Materie nachweisen.

Seit den zwanziger Jahren beschäftigen sich viele Physiker mit Forschungen bezüglich einer Materie, die den Raum ausfüllt und als Transmitter für andere Energien dient.

Eine neue Generation von Forschern geht nun davon aus, daß sich Raum und Zeit nicht voneinander trennen lassen und als Einheit zu verstehen sind. Wenn man einen Teil dieser Einheit getrennt betrachtet (z.B. die Zeit), wird sich der andere Teil auch anders darstellen und anders verhalten. Das „Raum-Zeit-Kontinuum" wird als ein mit Energie gefülltes Plenum verstanden, ein dynamisches Sub-Quantenfeld, welches den Namen „retikulare Raumzeit" erhielt (retikular = netzartig). Dieses Quantenvakuum sei ein mit Energie gefülltes Raum-Zeit-Kontinuum, das sich nach heutigen Erkenntnissen in einem virtuellen, d.h. möglichen Zustand befindet.

Konkret bedeutet das, daß virtuelle Teilchen aus diesem Quantenvakuum in die für uns sichtbare physikalische Welt eintreten können, diese Welt beeinflussen sowie verändern, um danach wieder als virtuelle Teilchen in das Quantenvakuum zurückzugehen.

In der Quantenphysik wird heute allgemein angenommen, daß es sich bei diesem aktiven Energiefeld, d.h. konkret bei diesem Element um das handelt, was in früheren Kulturen und Wissenschaften als Äther bezeichnet wurde.

Dieses Quantenvakuum wird heute als die Quelle aller Materie verstanden. Es läßt immer dann virtuelle Teilchen zu Materie werden, wenn Bewegungen im Bereich der virtuellen Teilchen überhandnehmen, diese zu aktiv werden und Krisen hervorrufen können. Das Quantenvakuum kreiert somit „Paare" von Teilchen und Antiteilchen immer dann, wenn der virtuelle Teil sich im

Überfluß befindet. Darüber hinaus ist das Quantenvakuum aber auch gleichzeitig Spülstein, d.h. der Abfalleimer aller Materie. Abfalleimer deshalb, weil in Krisensituationen das Antiteilchen, also der Zwillingspartner des Teilchens, in ein Schwarzes Loch gezogen werden kann, um dadurch wieder ein Gleichgewicht zwischen Materie und Anti-Materie herzustellen.

Das Quantenvakuum ist aber nicht nur Quelle und Abfalleimer des Universums. Neuere Untersuchungen weisen darauf hin, daß es darüber hinaus die Bewegung des Raum-Zeit-Kontinuums beeinflussen kann. Virtuelle Teilchen können mit materiellen Teilchen direkt in Verbindung treten und dadurch eine spontane Strahlung hervorrufen, entweder direkt vom Atomkern oder vom ganzen Atom aus.

Die vier oben genannten Grundfelder aller Materie (Schwerkraft, elektromagnetisches Feld, sowie das starke und schwache Nuklearfeld) stehen alle miteinander in Verbindung. Die nuklearen Felder verbinden lokale Kräfte miteinander. Sie können nicht übergreifend weite Bereiche des Raum-Zeit-Kontinuum verbinden. Die Schwerkraft und der Elektromagnetismus haben beide ein kosmisch weites Wirkungsfeld, sind aber beide nicht unbegrenzt und unendlich.

Die neueste Forschung geht davon aus, daß darüber hinaus noch ein weiteres fünftes Feld existiert, welches unbegrenzt und unendlich ist und eine Verbindung zu allen anderen Feldern hat: eben dieses Quantenvakuum. Der Äther — früher wissenschaftlich nicht ernst genommen — könnte aufgrund der neuesten Forschungserkenntnisse nun wirklich dieses fünfte Feld sein.

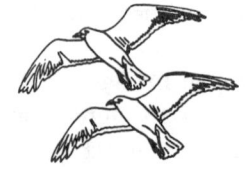

Der Sonnenwind

Es ist eine der wichtigsten Entdeckungen des letzten Jahrzehnts, daß von der Sonne nicht nur Energie, sondern auch elektromagnetische Strahlung ausgeht, bestehend aus sehr schnellen Atomkernen und Elektronen. Diese Teilchen verlassen die Sonne mit einer Geschwindigkeit von ca. fünfhundert Kilometern pro Sekunde und haben, wenn sie wenige Tage später an der Erde vorbeifliegen, immer noch eine fast tausendfache Schallgeschwindigkeit.

Diese Entdeckung läßt uns die Bedeutung der Sonne in einem ganz neuen Licht sehen. Die Sonne ist nicht nur — wie bisher angenommen — der Energieträger für alles Leben auf diesem Planeten, sondern sie schützt uns außerdem vor aus der Tiefe des Weltraums kommenden tödlichen Strahlungen.

Bei der Berechnung der Umlaufbahnen von Kometen ergab sich, daß einige mehrere tausend Jahre lange Umlaufzeiten haben und daß sich ihre Bahnen bis zu zwei oder sogar drei Lichtjahren von der Sonne entfernen. Die Anziehungskraft der Sonne reicht also mindestens 2 - 3 Lichtjahre weit. Darüber hinaus wurde festgestellt, daß Kometen sich auch nach benachbarten Planetensystemen orientieren können. An den jeweils sonnenentferntesten Punkten überschneiden sich nämlich die Kometenbahnen. Es ist mit großer Sicherheit anzunehmen, daß immer wieder einmal Kometen an diesen äußeren Punkten ausgetauscht werden, daß so ein Schweifstern in ein anderes System übertritt und dann eine andere Sonne umkreist. Die meisten Kometen werden aufgrund zunehmender Bahnstörungen von der Schwerkraft der Planeten eingefangen und zerstört. Die durchschnittliche Lebensdauer der Kometen beträgt wahrscheinlich nur eine Million Jahre, bis sie dann als Sternschnuppe oder Meteor auf einen Planeten, z.B. unsere Erde herunterfallen oder in der Atmosphäre verglühen. Dieser Materieaustausch spielt sich im Weltraum auf vielen Ebenen und in für uns unvorstellbaren Dimensionen ab.

Der Schweif eines Kometen zeigt immer von der Sonne weg. Da es im Weltraum keinen Luftwiderstand gibt, war diese Tatsache den Forschern jahrtausende lang ein Rätsel. Die Kometenschweife sind unabhängig von ihrer Leuchtkraft, die wir mit unseren Augen sehen, in Wirklichkeit von extrem dünner Beschaffenheit. Die Gase der Kometenschweife entsprechen einem mit modernsten technischen Geräten auf der Erde erzeugten Vakuum. Ein besonders kräftiger Regenbogen wirkt ja auch, als ob er viel Masse hätte und ist doch von gleichbleibender feinstofflicher Beschaffenheit.

Bei der Untersuchung dieses Phänomens zogen die Forscher Schlüsse aus den Erfahrungen mit den Polarlichtern der Antarktis und deren Zusammenhang mit dem Erdmagnetismus. Diese sind immer dann besonders hell und ausgeprägt, wenn es einige Tage vorher eine vermehrte Aktivität auf der Sonnenoberfläche gab. Man entdeckte dann, daß es sich dabei um elektrisch geladene Teilchen in der Atmosphäre handelte.

Bislang war es allgemeine Meinung, auch die der Wissenschaftler, daß der Weltraum leer sei, nichts mehr als Raum zwischen den einzelnen Planeten. Er wurde als leerer Abstand zwischen den in riesigen Entfernungen schwebenden oder rotierenden Himmelskörpern gesehen. Seit den Rückmeldungen der ersten Satelliten wissen wir, daß der Weltraum alles andere als leer ist. Eine unübersehbare Anzahl von Kräften und Faktoren machen ihn zum Schauplatz gewaltiger Prozesse. Einige davon erweisen sich schon heute als außerordentlich bedeutsam für unsere Erde, obwohl wir bis vor kurzem noch nichts von ihnen wußten.

Zurück zu den Kometenschweifen und den Polarlichtern. Das Studium und die Untersuchungen dieser beiden Phänomene führte zu folgenden neuen Erkenntnissen:

Die Sonne gibt nicht nur gewaltige elektromagnetische Strahlungen, vor allem in Form von Wärme und Licht ab, sondern auch korpuskulare Strahlung in Form von Elektronen und Protonen. Diese elektromagnetischen Teilchen verlassen die Sonne mit mehr als tausendfacher Schallgeschwindigkeit in alle Richtungen. Die Partikel werden senkrecht in den Weltraum hinausgeschleudert. Die Sonne rotiert relativ schnell, sie braucht für eine Umdrehung ca. fünfundzwanzig Tage. Das ist für ein solches Riesengebilde eine ungeheure Geschwindigkeit.

Diese schnelle Rotation der Sonne bewirkt, daß die elektromagnetischen Partikel in das Sonnensystem geschleudert werden, vergleichbar dem Rasensprenger- Effekt bei der Gartenbewässerung. Die von der Sonne weggeschleuderten Teilchen bilden dabei langgestreckte Spiralen. Bei dieser Abgabe der elektromagnetischen Wellen verströmt sich die Sonne gleichzeitig materiell, d.h. direkt körperlich nach allen Seiten in den Weltraum.

Die kosmologischen Berechnungen, beruhend auf den Daten von Satelliten, haben ergeben, daß die Sonne in jeder Sekunde ungefähr eine Million Tonnen ihrer Materie verliert. Das erscheint uns ungeheuer viel, ist bei ihrer unvorstellbaren Größe jedoch sehr wenig.

In der ganzen Zeit ihrer Existenz hat sie den Berechnungen zufolge weniger als ein Zehntausendstel ihrer Gesamtmasse eingebüßt. Bei diesem Phänomen handelt es sich nicht um Strahlung im uns bekannten Sinne, sondern um die Abstoßung von materiellen Teilchen, die allerdings extrem winzig sind und atomare Größenordnung haben. Dieser Wind, den die Sonne durch den Weltraum bläst, ist außerordentlich dünn, sehr feinstofflich. Er ist aber die Ursache dafür, daß die Kometenschweife immer von der Sonne wegzeigen.

Dieser Sonnenwind ist genaugenommen die sich in alle Richtungen ausdehnende Sonnenatmosphäre selber. Unser ganzes Planetensystem wird also nicht nur seit Jahrmilliarden, wie bisher angenommen, von der Sonne zusammengehalten, beleuchtet und je nach ihrer Entfernung auch mehr oder weniger erwärmt, sondern es zeigt sich darüber hinaus, daß das ganze System von der Atmosphäre der Sonne eingehüllt ist. Diese Atmosphäre wird durch die Sonnenwinde bis an die äußerste Peripherie des Sonnensystems „geblasen" und kommt erst außerhalb der Umlaufbahn des Plutos zum Stillstand.

Durch diese neuen Erkenntnisse ergibt sich ein völlig anderes Bild von unserem Sonnensystem und dem bisher als leer angesehenen Raum im Weltall. Der Weltraum ist in deutlich voneinander und untereinander abgegrenzte Bereiche bzw. Zonen gegliedert.

Was für eine Bedeutung hat diese Sonnenatmosphäre nun für unser Leben auf der Erde?

Das ganze Sonnensystem ist durch diese hauchdünne, alles umhüllende Schicht von Protonen und Elektronen geschützt. Ohne diese Schutzschicht könnten wir also auf der Erde nicht existieren. Die Sonne schützt uns dadurch, daß sie mit allen Kräften nach außen bläst und einen kugelförmigen, hauchdünnen Schutzraum erzeugt, der durch seine elekromagnetische Aufladung die kosmische Höhenstrahlung abhält, die unser Leben zerstören würde.

Es läßt sich hier also im wahrsten Sinne von Mutter Sonne sprechen. Die Sonnenwinde wirken wie ein Schutzwall oder wie ein Spiegel, die kosmische Strahlung prallt an ihnen ab und wird in den Weltraum zurückgeschleudert.

Die kosmische Nabelschnur

Wir haben gesehen, wie die Sonnenflecken und elektromagnetischen Aktivitäten der Sonne und anderer Planeten sich auf die elektromagnetischen Abläufe der Erde und damit auch auf uns auswirken.

Bei Ebbe und Flut wird das Wasser von der Anziehungskraft des Mondes festgehalten, und die Erde muß sich unter ihm hinwegdrehen. Das kostet sie Energie und Kraft: Die Rotation der Erde wird durch diesen Gezeitenfluß ständig verlangsamt und im Ablauf von vielen Millionen Jahren schließlich bis zum Stillstand abgebremst werden. Die Auswirkungen auf die Erde können wir uns nicht vorstellen. Daß der Mondrhythmus eine für das

Leben bedeutsame Rolle spielt, zeigt sich zum Beispiel auch am Menstruationszyklus der Frau, beide erstrecken sich über 28 Tage. Das Element Äther und das Raum-Zeit-Kontinuum sind weitere Bindeglieder der „kosmischen Nabelschnur". Sie und das Licht tragen alle Informationen dessen, was bisher in der Welt und auch im Universum geschehen ist. Die Inder nennen das die Akasha Chronik, die nur von speziell geschulten Menschen gelesen werden könne.

Alles bewegt sich in wellenförmigen, schwingenden Bewegungen vorwärts. Das gilt für unser Leben, das Leben aller Menschen, der Tiere, der Erde sowie der anderen Planeten. Das gilt darüber hinaus für allgemeine Bewegungen, wie die sozialen Bewegungen, die Geschichte der Menschheit oder auch die Geschichte des Universums. In jedem Denken, jeder Handlung, jeder Bewegung spielen sich elektromagnetische Prozesse ab, die Spuren hinterlassen und wieder zu neuen Bewegungen führen, die über den persönlichen Rahmen des Einzelnen hinausgehen.

Medizinischer Streifzug durch die Elemente

● *Die Bedeutung des Wassers für unsere Gesundheit*

Wie wir im Kapitel „Physikalischer Streifzug durch die Elemente" gesehen haben, besteht die Körpersubstanz der meisten Lebewesen zu 60 bis 70% aus Wasser, bei einigen Algen sogar bis zu 90%. Wir selbst bestehen zu 60% aus Wasser.

Alle Lebensvorgänge in den Zellen sind an das Wasser gebunden. Es dient als Lösungs-, und Transportmittel und als Baustoff. Wasser ist das Transportmittel jeder Stoffbewegung im Körper. Drei

Viertel des im Körper vorhandenen Wassers befindet sich im Innern der Zellen und nur ein Viertel außerhalb. Davon entfallen drei Liter auf Blutflüssigkeit, während neun Liter zwischen den Zellen zirkulieren.

Wasser wird ausgeschieden durch die Lungen in Form von Wasserdampf, durch Nieren und Blase in Form von Urin, durch die Haut in Form von Schweiß und auch durch den Darm.

Wir benötigen täglich zwischen 2 1/2 und drei Liter Wasser. Den größten Teil nehmen wir mit Nahrung und Getränken auf. Ein kleiner Teil wird durch die Oxydation in den Zellen gebildet.

Bei zu wenig Wasser im Körper wird die Haut trocken und spröde und damit anfällig für Infektionen. Ebenso werden die Muskeln trockener und weniger flexibel und damit verletzungsanfälliger. Wenn die Organe zu wenig Wasser haben, können sie ihrer jeweiligen Arbeit nur eingeschränkt nachkommen, was zu Krankheiten führt. Außerdem häufen sich Toxine im Körper an, wenn nicht genügend Wasser für die Ausscheidungsprozesse zur Verfügung steht. Ein Verlust von nur 15% des Wassergehaltes führt zum Verdurstungstod.

Aufgrund der vielfältigen und essentiellen Aufgaben des Wassers ist es daher wichtig, biologisch wertvolles, d.h. nicht verunreinigtes Wasser aufzunehmen. Obwohl in der Trinkwasseraufbereitung viele bakterielle Verunreinigungen und andere Giftstoffe zu einem großen Teil entfernt werden, handelt es sich bei unserem Trinkwasser nur in den seltensten Fällen um biologisch wertvolles Wasser. Es gibt im Handel inzwischen viele Geräte, um Trinkwasser zusätzlich zu filtern und physikalisch zu reinigen, z.B. Wasserenthärter und Schwermetallfilter.

Darüber hinaus können vom Wasser Informationen gespeichert werden. Der französische Wissenschaftler Jacques Benveniste hat dieses elektromagnetische Erinnerungsvermögen des Wassers experimentell erforscht und somit das der Homöopathie zugrundeliegende Wissen bestätigt.

Allerdings wurde er dafür vom wissenschaftlichen Establishment als Ketzer geächtet und im letzten Jahr seiner Lehr- und Forschungstätigkeit beraubt (Fernsehprogramm „Heretics" vom 5.7.1994 in BBC 2). Es wird immer wieder nur zu gerne vergessen, daß auch die heute bestehenden Denk- und Machstrukturen einmal neu und ketzerisch waren, bevor sie sich etablierten. Leider sieht das jeweilige Establishment nicht, daß es neue Entwicklungen sowie neue Denk- und Bewußtseinsstrukturen immer nur vorübergehend aufhalten kann.

Die Fähigkeit des Wassers, Informationen zu speichern, hat außerdem noch eine andere Auswirkung. Die von Umweltgiften übernommenen Informationen im Wasser können energetisch erhalten bleiben, selbst wenn die Giftstoffe selbst entfernt wurden. Daher könnte eine „energetische Reinigung und Aufbereitung" des von uns aufgenommenen Wassers ebenfalls von großer Bedeutung sein.

Praktische Beispiele dafür sind die „Quellsteine" der Anthroposophen und verschiedene Geräte von Wekroma. Diese Wasseraufbereitungsgeräte wurden von dem in der Schweiz ansässigen Naturwissenschaftler Werner Kopp entwickelt, der schon seit 1980 Produkte für den Gesundheitsbereich entwickelt, die das Erinnerungsvermögen des Wassers nutzen (Informationen über Wekroma, Das Leben von Morgen, Ch-6313 Menzingen).

● *Die Bedeutung des Feuers für unsere Gesundheit*

Unser Körper ist gesteuert durch zwei Verbrennungsvorgänge, einmal durch die Verbrennung des Sauerstoffs in der Zelle. Hierbei entsteht Kohlendioxid (CO_2), Wasserdampf, Wärme und freie Energie, die für Muskel- oder chemische Arbeiten, d.h. für weitere Umwandlungsprozesse verbraucht werden können. Der andere Verbrennungsvorgang in unserem Körper ist die Verdauung, in der die aufgenommenen Nahrungsmittel verbrannt werden. Sie ist verantwortlich für die Wärmeregelung unseres Körpers. Dank dieser Verbrennung haben wir eine Körpertemperatur zwischen

36,5 und 37,0 Grad. Steigt sie über 42 Grad oder unter 35 Grad, ist das Leben in Gefahr. Wir müssen deshalb essen, trinken und atmen, damit unser Körper sich erhalten und damit die Temperatur des Körpers gehalten werden kann. Zu den Energielieferanten für unsere Wärmeregulierung, die Motorik und die chemische Energie gehören Zucker, Fette und Eiweiße. Die chemische Energie ist für weitere Umwandlungsprozesse im Körper notwendig.

Eine unvollständige Verdauung führt zu vielen Krankheiten, wie z.B. Ödemen, chronischer Verstopfung, die wiederum zu Leberschäden führen kann; Hautkrankheiten, da die Nahrung vom Körper nicht verwertet und umgewandelt wird und somit auf anderen Wegen ausgeschieden werden muß. Wenn im Verdauungsprozeß nicht alle Giftstoffe ausgeschieden werden können, und das ist bei den heutigen Verschmutzungsgraden von Umwelt und Nahrung unmöglich, bleiben diese im Körper und setzen sich dort irgendwo fest — mit Vorliebe an körperlichen Schwachstellen — und sind dann die Verursacher von Krankheiten. Wie wir noch im Kapitel "asiatische Medizin" ausführlicher erfahren werden, ist das Feuer dort verantwortlich für die Wandlungsprozesse im Körper sowie für die bewußte Wahrnehmung und die Fähigkeit zu unterscheiden, positiv zu diskriminieren. Im Verständnis der chinesischen Medizin liegt der Tod im Darm, und sie geht davon aus, daß, wenn der Magen noch gesund ist, jeder Körper, unabhängig von der Schwere der Krankheit, sich wieder erholen kann.

• *Die Bedeutung der Erde für unsere Gesundheit*

Der menschliche Körper enthält beachtliche Mengen an Mineralstoffen. Nicht ohne Grund heißt es in der Bibel: „Von der Erde bist Du genommen, zu Erde sollst Du werden." Unser Körper besteht zu 99% aus den ersten 20 Elementen des periodischen Systems. Wir haben Phosphor in uns, ausreichend für 220 Zündhölzer, und genügend Eisen, um daraus einen 2,5 cm langen Nagel zu schneiden. Die materielle Zusammensetzung unseres Körpers beträgt 63% Sauerstoff, 20% Kohlenstoff, 10% Wasserstoff, 3% Stickstoff, 1,5% Kalzium (Kalk), 0,26% Natrium, 0,25% Kalium, 0,04% Magnesium, 0,2% Schwefel, 1% Phosphor, 0,18% Chlor, 0,007% Eisen. Das sind jedoch nur die Grundbestandteile.

9 - 17 millionstel Gramm beträgt normalerweise der Jodgehalt des Blutes. Das Spurenelement Jod ist unentbehrlich für die Schilddrüse, die unter anderem eine wichtige Rolle für den Stoffwechsel spielt. Magnesium spielt eine essentielle Rolle bei der Hirnanhangsdrüse und deren Steuerungsfunktion. Kalzium ist unentbehrlich für das Wachstum sowie für die Gesundheit von Knochen und Zähnen. Bei Nierenkranken ist die Speicherfunktion von Kalzium gestört, und das kann in der Folge zu Mangelerscheinungen führen. Eisen stärkt die Nerven und die Muskeln — und ist absolut unersetzlich für den Sauerstofftransport im Körper. Phosphor ist notwendig zur Bildung von roten Blutzellen und spielt eine führende Rolle bei der Bildung von Lezithin, welches eine zentrale Rolle beim Fettabbau spielt. Zink ist notwendig zur Erhaltung der menschlichen Potenz. Fluor schützt vor Karies, Schwefel und Selen entgiften, Mangan steigert die Körperabwehr und macht die Verarbeitung von Zucker möglich. Chrom hilft den Blutzucker zu regulieren und der Mangel von Kalium ist ein wesentlicher Faktor bei der Auslösung von Bluthochdruck.

Mineralstoffe und Spurenelemente sind Grundstoffe im Aufbau der organischen Substanz des Körpers. Sie ermöglichen den Austausch zwischen den Körperzellen und sind verantwortlich für das elektrochemische Spannungsspiel im Körper. Sie erhalten unsere Nerven und Muskeln in einem Spannungszustand, der allein Leben ermöglicht. Als Baustoffe und unentbehrliche Bestandteile lebenserhaltender Enzymsysteme erfüllen die Mineralstoffe notwendige und das Immunsystem unterstützende Aufgaben. Eine richtige, ausreichende und ausgewogene Ernährung mit diesen lebenswichtigen Stoffen ist somit eine der Voraussetzungen zur Lebenserhaltung.

Der Körper selbst ist von Haus aus sehr anpassungsfähig. Er weiß selbst nie, wie hoch oder niedrig der Blutdruck im nächsten Augenblick sein wird. Er ist so flexibel, daß er sich Blutdruckschwankungen normalerweise stellen und mit ihnen umgehen kann. Alle Organe im Körper, alle Funktionen haben diese selbstverständliche, dem Körper eigene Flexibilität, auf Veränderungen während eines Prozesses zu reagieren. Das ist die „Weisheit der Unsicherheit". Sie ermöglicht es, auch mit dem bisher Unbekannten umzugehen und Entwicklungen und Veränderungen zuzulassen.

Diese Unsicherheit erlaubt es auch, daß man neue, originelle Gedanken haben kann. 300 Millionen Zellen sterben jedes Jahr in unserem Körper ab, sie werden niemals wiederkommen. Auch die Abläufe im Gehirn wiederholen sich niemals.

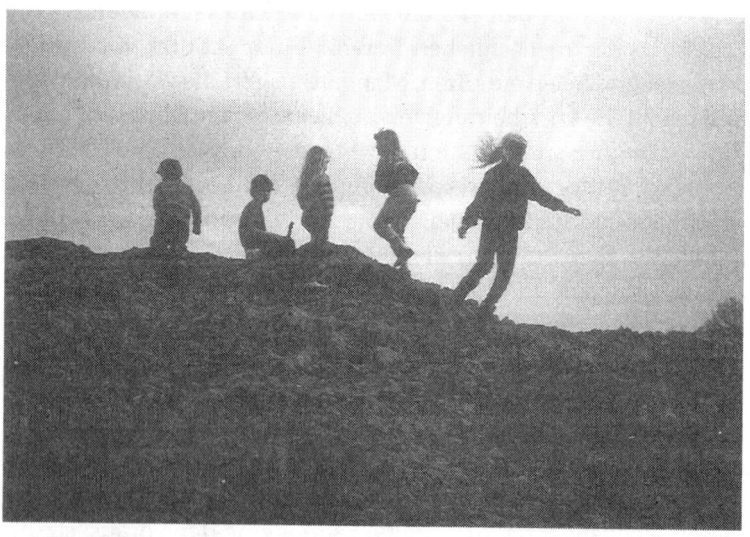

Die Erd-Energien

Das Vorhandensein von magnetischer Materie in Organismen wurde viele Jahre lang erforscht. Man ging davon aus, daß magnetische Materie den Organismen erlaube, nach Hause zurückzufinden. Die ersten Organismen, in denen Eisenoxid-Magnetit festgestellt wurde, waren Bakterien. Sie konnten sich an den Linien natürlicher oder künstlicher Magnetfelder orientieren. Später jedoch wurde Eisendioxyd-Magnetit auch in Bienen, Brieftauben und Delphinen entdeckt. Noch später fand man dasselbe Material auch in Menschen. Die Schädelteile kürzlich Verstorbener wurden speziellen Tests unterworfen, um noch vorhandenen Magnetismus (magnetische Remanenz) nachzuweisen. Obwohl zur Zeit noch keine eindeutigen Beweise vorliegen, kann man davon ausgehen, daß das magnetische Material im menschlichen Sinusknochen (Stirnhöhlenknochen) eine wichtige Rolle für das Orientierungsvermögen spielt.

Die Auswirkungen der Elektrizität, bzw. der elektrischen Verschmutzung ist millionenfach stärker als die elektromagnetischen Schwingungen im Körper. Das könnte bedeuten, daß diese Art von Umweltverschmutzung sehr folgenschwer für das menschliche Leben sein könnte. Doch leider sind die Auswirkungen des elektromagnetischen sowie des elektrostatischen Energiefeldes auf das menschliche System bisher nur sehr wenig untersucht worden.

Der Einfluß des elektromagnetischen Feldes auf unsere Gesundheit

Das elektromagnetische Feld der Erde befindet sich in ständiger Bewegung. Es ist weder räumlich stabil noch ist seine Intensität konstant. Es läßt sich verallgemeinernd sagen, daß Gegenden mit geringerer Temperatur eine höhere elektromagnetische Stärke haben, während Gegenden mit höheren Temperaturen eine schwächere elektromagnetische Stärke aufweisen.

Paläomagnetische Untersuchungen (Untersuchungen des elektromagnetischen Feldes der Erde) zeigen, daß die magnetischen Pole der Erde sich in der Vergangenheit schon mehrfach umgekehrt haben. Die Erde war während der Umpolungsphasen in der Vergangenheit extrem starker kosmischer Strahlung ausgesetzt, die durch die ungeschützte Atmosphäre eindringen konnte.

Das elektromagnetische Feld der Erde weist immer dann besonders hohe Störungsfelder auf, wenn größere Sonnenflecken oder Sonneneruptionen stattfinden. Diese elektrischen Störungsfelder haben einen starken Einfluß auf den menschlichen Organismus. Er reagiert mit einer Zunahme psychischer Störungen. Die Menschen neigen verstärkt zu irrationalen, unberechenbaren Verhaltensweisen. Die Aufmerksamkeit läßt nach, die Reflexe verringern sich, die Unfallstatistik steigt.

Das elektromagnetische Feld ist jedoch nicht nur durch das Energiefeld der Sonne beeinflußt, sondern auch durch die elektromagnetischen Aktivitäten der anderen Planeten. Das heißt, daß unser Organismus sowie unsere Psyche auf das Engste mit den kraftvollen Aktivitäten der Natur und des Kosmos verbunden sind und auf diese direkt reagieren.

Viele der Naturkatastrophen sowie die Anhäufung von schweren Unfällen weltweit stehen in enger Verbindung mit dem Wandlungsprozeß der Erde selbst. Die Erde befindet sich möglicherweise in einem neuen Umpolungs-prozeß. Dieser hat direkten Einfluß auf das Leben jedes einzelnen Menschen.

Einfluß der Höhenlage auf unsere Gesundheit

Der menschliche Organismus reagiert unterschiedlich auf verschiedene Höhenlagen. Der Aufenthalt von Flachlandbewohnern in höheren Lagen (über 1500 m) wirkt sich in der Regel positiv auf deren Organismus aus. Wer jedoch nicht an die dort herrschenden spezifischen atmosphärischen Bedingungen gewöhnt ist, muß sich allmählich akklimatisieren und aufpassen, nicht in einen

Höhenrausch zu verfallen. Die Symptome sind ähnlich denen des Tiefenrausches: Abnahme des Konzentrationsvermögens, hochgradige Ermüdung, Herzklopfen, Schwindel und Erbrechen sowie völlig unrealistische Einschätzung der Bedingungen. Die Atmosphäre ist in diesen Höhen dünner, da die Luft pro Volumeneinheit weniger Sauerstoff enthält. Damit dem Blut jedoch weiterhin die nötige Menge dieses notwendigen Gases zugeführt werden kann, muß die Lunge mehr arbeiten.

Da der menschliche Organismus kein konstant in sich geschlossenes und funktionierendes System ist, paßt er sich automatisch den äußeren atmosphärischen Veränderungen an. Die Flexibilität des Körpers wird durch einen Aufenthalt in höheren Regionen sehr gefördert. Nach einigen Tagen der Akklimatisierung wird der Atem tiefer, der pH-Wert des Blutes verändert sich von sauer zu basisch, was wiederum die Konzentration der Erythrozyten (die sauerstoffbindenden roten Blutkörperchen) erhöht. Diese Prozesse können zu einer dauerhaften Verbesserung der Gesundheit beitragen. Darüber hinaus helfen auch noch andere Faktoren: Die normalen körperlichen Tätigkeiten kosten weniger Energie, die Luft enthält weniger chemische Giftstoffe (diese sind schwerer und bleiben in den unteren Luftschichten hängen). Der gesamte Stoffwechsel ist leichter und dadurch effektiver.

Die Anbindung an Mutter Erde

Viele Menschen fühlen sich nur am Wasser wohl, andere lieben das Gebirge, Wälder, Landschaften mit viel Grün, und wieder andere schwören auf die Wüste. Wenn wir Wasser liebende Kreaturen sind und stattdessen im Flachland und der Großstadt leben, leben wir nicht entsprechend unserer inneren Anbindung an Mutter Erde. Sind wir Gebirgsanhänger und leben stattdessen am Meer, leben wir wieder an unserer inneren Anbindung vorbei. Es ist deshalb ganz wichtig, daß wir uns klar darüber werden, wo wir eigentlich leben wollen und das auch durchsetzen, um im inneren Einklang mit uns und der Erde zu sein. Die Gegend, in der wir uns am meisten zu Hause fühlen, reflektiert das innere Wohlbefinden unseres Organismus. Da, wo er selbst die meiste Anbindung hat und sich am ausgeglichendsten fühlt, da zieht's ihn hin. Da viele von uns sich wegen ihrer Arbeit an die großen Städte angebunden fühlen, können sie sich gar nicht vorstellen, daß es möglich ist, den Großstadtbereich zu verlassen. Solange wir unsere eigene innere Einstellung nicht leben können, sollten wir mindestens im Urlaub und wenn möglich an Wochenenden darauf achten, daß wir in „unsere" Gegenden fahren und uns dort erholen.

- *Die Bedeutung der Luft für unsere Gesundheit*

Die Luftfeuchtigkeit beeinflußt das biochemische Gleichgewicht unseres Körpers. Menschen, die in Gegenden mit konstant hoher Luftfeuchtigkeit wohnen, sind überdurchschnittlich anfällig für Krankheiten. Verstärkt wird die Anfälligkeit, wenn die hohe Luftfeuchtigkeit mit hoher Lufttemperatur einhergeht. Dieses Zusammentreffen verlangsamt oder verstärkt die Blutzirkulation, und wenn diese nicht in sich stabil ist, kommt es zu einer zusätzlichen Belastung des kardiovaskulären Systems, welches eine Atmungsinsuffizienz hervorrufen kann und den gesamten Organisimus einem erhöhten atmosphärischen Druck aussetzt. Die Wärmeregulationszentren werden zu verstärkter Tätigkeit angeregt, man schwitzt mehr, die Schweißverdunstung ist aber durch die äußere Hitze gehemmt, die Oberflächenfeuchtigkeit des Körpers nimmt zu und damit die Wahrscheinlichkeit eines Wärmestaus bzw. eines Hitzeschlages. Aus diesem Grund ist der Besuch einer Sauna auch nur denjenigen zu empfehlen, deren Herz und Kreislauf gesund sind. Die Schwitzperioden sollten 15 Minuten nicht übersteigen. Eine hohe Luftfeuchtigkeit mit niedrigen Temperaturen hat genau die entgegengesetzte Wirkung: Die innere Wärmeproduktion wird erhöht, die Wärmeabgabe aber gesenkt, damit die natürliche Körpertemperatur gehalten werden kann.

In der Luft befindet sich auch der Sauerstoff, den wir mit jedem Atemzug einatmen und ohne den wir nicht leben können. Die Sauerstoffzufuhr zum Körper beeinflußt die Steuerung der Enzyme, Spurenelemente, Mineralien und Hormone. Eine stark verschmutzte Luft setzt Schmutzpartikel im Gewebe ab, und somit bleibt längerfristig eine geringere Sauerstoffaufnahme zur Ernährung der Zellen. Damit findet gleichzeitig eine Verminderung der anderen Stoffwechselprozesse statt. Über die Atmung werden stufenweise Kohlenstoff und Wasserstoff mit Hilfe von Sauerstoff verbrannt. Dieser lebensnotwendige Vorgang versorgt uns mit Lebensenergie. Bei Anstrengung erhöht sich der Stoffwechsel und damit auch der Sauerstoffver- brauch.

Einfluß des atmosphärischen Druckes auf unsere Gesundheit

Der Luftdruck entsteht aufgrund des Druckes der Luft auf die Erde. Die Höhe des Druckes ist von verschiedenen Faktoren abhängig: der Beschaffenheit der Erdoberfläche (Tal oder Berg), der Temperatur angrenzender Luftmassen, der Feuchtigkeit der Luft und der Erde und auch von Windrichtung und -geschwindigkeit. Fällt der Luftdruck, fließt das Blut langsamer, fällt der Blutzuckerspiegel, setzen bei hochschwangeren Frauen die Wehen ein und steigt die Selbstmordrate.

Folgende Krankheiten werden durch Luftdruckschwankungen (fallend oder niedrig, steigend oder hoch) beeinflußt und können sich auch unmittelbar verschlimmern: Allergien, Herzkrankheiten, Arthritis, alle Kreislauferkrankungen, Asthma, Kopfschmerzen/Migräne, alle Entzündungen des Körpers, Müdigkeit, Erschöpfung, Bronchitis, Rheumatismus/Gicht, Depressionen, Tumore, Epilepsie, Unfalldisposition, Geschwüre, Unterleibskrämpfe.

Einfluß von Windrichtung und -temperatur auf unsere Gesundheit

Die Winde entstehen durch die Rotation der Erde, sich ständig verändernde Sonnenstrahlungen sowie durch das Verhältnis von Land- und Wassermassen auf der Erde.

Wasser erhitzt sich langsamer als die Erde, dadurch erwärmen sich auch die jeweils darüber liegenden Luftmassen unterschiedlich. Dieses Temperaturgefälle erzeugt eine Luftströmung: den Wind, den Sturm. Die Winde beeinflussen nicht nur die Luftverhältnisse und unseren Organismus, sondern auch unsere Psyche in starkem Maße. Der Föhn z.B. verursacht eine deutliche Verschlechterung des seelisch-geistigen Befindens. Die Menschen werden reizbarer, unruhig und unkonzentriert. Kopfschmerzen und Schlaflosigkeit treten bei un-günstiger Wetterlage und Winden leichter auf.

Wir sind in unserer Kultur von der Natur und uns selber so entfremdet, daß wir diese Zusammenhänge zu leicht übersehen und falls wir sie kennen, sie dennoch zu wenig in unser tägliches Leben einbeziehen.

● *Die Bedeutung des Äthers auf unsere Gesundheit*

Die Dimension des Äthers spielte bislang in der westlichen Medizin und Naturwissenschaft praktisch keine Rolle, in der asiatischen Medizin dagegen eine umso größere.

Der Äther steht dort für den Raum sowie den Klang. Meiner Auffassung nach ist das morphogenetische Feld des Menschen (Aura) direkt durch das Element Äther beeinflußt. Darüber hinaus kommt das fünfte Element in der Farb- und Aromatherapie sowie in der Radioästhesie und in meditativen Heilverfahren zum Tragen.

Radioästhesie

Das gesamte menschliche Nervensystem hat eine elektrische Leitfähigkeit, und die Auswirkung des elektromagnetischen sowie des elektrostatischen Energiefeldes auf das menschliche System sind bisher nur wenig untersucht worden. Die Arbeit von Wilhelm von Röntgen, der 1901 den Nobelpreis für Physik erhielt, zeigte, daß unsichtbare Strahlen durch den Körper gehen können und ein Bild des Skelettes, des Gewebes und der Organe produzieren können. Radioästhesie arbeitet ebenfalls mit den für uns unsichtbaren Schwingungen unseres Körpers.

Der Radioästhesist kann sowohl mit der Hand als auch mit dem Pendel arbeiten, aber auch mit einem entsprechend entwickelten Computer. Er kann ausmessen, welche Art von Heilung für den Körper die beste ist oder auch, um welche Art von Virus- oder Bakterieninfektion es sich bei der jeweiligen Krankheit handelt. Ein Haarbüschel des Klienten genügt als Information.

Die Schwierigkeit bei dieser Arbeit liegt darin, daß die hierbei erhaltenen Informationen nur dann korrekt sind, wenn bei der Auswertung alle persönlichen Vorstellungen und Projektionen des Radioästhesisten aus der Arbeit herausgelassen werden. Das hört sich einfach an, ist aber tatsächlich extrem schwierig.

Jede vorgefaßte Position beeinflußt das Ergebnis der Untersuchungen und führt zu falschen Behandlungsformen. Das Energiefeld (morphogenetisches Feld) des Klienten reagiert auf die Vorstellungen des Mediziners und tritt damit in Interaktion. Die Antwort ist dementsprechend gefärbt.

Der schwierigste Teil der Ausbildung besteht darin, die Studenten auf diese Gefahr aufmerksam zu machen und ihnen beizubringen, die persönliche Verquickung von Subjekt und Objekt aufzugeben. Radioästhesie ist eine sehr genaue Untersuchungs- und Behandlungsmethode, wirksam aber nur, wenn der Behandelnde in der Lage ist, sich von allen seinen persönlichen Vorstellungen zu befreien.

Die Verarbeitung von Sinnesreizen im Gehirn

Der Organismus nimmt Informationen mit seinen Sinneszellen auf. Die aufgenommenen Impulse werden in Nervenerregung umgewandelt.

Eine Sinneszelle spricht ausschließlich auf eine ganz bestimmte „adäquate" Reizart an. Für jede Reizart gibt es einen bestimmten spezifischen Sinneszellentyp. Diese übersetzen Reize in eine Nervenerregung, in Aktionspotentiale gleicher Höhe und Dauer, die an der Nervenfaser entlanglaufen. Dabei haben die Synapsen im wesentlichen zwei Aufgaben: Sie übernehmen die Signalübermittlung und einen Teil der Informationsspeicherung. In ihnen lagern Erkenntnismoleküle, die darüber entscheiden, ob die Synapse auf „an" schaltet oder nicht. Wenn die Signalübermittlung erfolgreich sein soll, müssen die Synapsen „feuern", damit die andere Zelle die Information aufnehmen und weitergeben kann und ein elektrisch geladener Informationsstrom entsteht.

Das Problem liegt jedoch bei dem Sinnesreiz an sich — denn dieser ist von Person zu Person unterschiedlich, jeweils abhängig von den persönlichen Erfahrungen und dem Bewußtsein. Je mehr wir unsere Erfahrungen bewußt machen und unser Bewußtsein erweitern, desto sensibler und feinstofflicher werden wir auf die vielfältigen Sinneseinflüsse reagieren.

Die Menschen unserer Kultur sind zum Teil sehr abgestumpft, so daß sie sich spürbare Sinnesreize über Extreme (Horrorfilme, Drogen, Orgien) hereinholen müssen. In diesem Zusammenhang sind Untersuchungen des Institutes für medizinische Psychologie an der Universität Tübingen und der Gesellschaft für Rationelle Psychologie in München bemerkenswert, die die Veränderung der Informationsverarbeitung im Gehirn erforschen. Hiernach hat sich das Gehirn innerhalb der letzten 20 Jahre aufgrund ständiger Reizüberflutung in Bezug auf die Wahrnehmung und Verarbeitung dieser Reize neu organisiert. Offensichtlich hat das Gehirn eine Art Schutzwall aufgebaut, reagiert immer weniger und unsere Sensibilität für feine Reize reduziert sich jährlich um etwa einen Prozentpunkt.

Der Stress-Faktor

Beim Streß unterscheiden wir zwischen optischem, akustischem, psychischem und Umweltstreß im weitesten Sinne. Der Umweltstreß kann alle oder einzelne der hier genannten Kategorien beinhalten. Alle Streßbereiche nehmen mehr und mehr zu. Wie oben beschrieben, wird jeder Sinnesreiz über die Nervenleitungen an das Gehirn weitergegeben, und dadurch entsteht ein elektromagnetischer Stromkreislauf. Streß, der von innen oder außen kommt, wird vom Körper als Sinnesreiz erlebt und löst genau diese Reaktionen aus.

Unsicherheit z.B. wird insbesondere vom Verstand als Streßfaktor erlebt. Hierbei handelt es sich um inneren, nicht um äußeren Streß. Der Verstand hat Angst vor Wechsel, Verlust und Tod. Der Verstand erzeugt dadurch einen geistigen Widerstand, mit dem unser Körper umzugehen hat. Dieser geistige Widerstand wird vom Körper als Streß erlebt.

Manche erleben die Achterbahn z.B. als eine der größten freudigen Aufregungen in ihrem Leben, andere sterben fast vor Angst, wenn sie nur daran denken. Die Achterbahn ist jedoch dieselbe. Diejenigen, die die Achterbahn genießen, steigen erfrischt und voller Lebensfreude aus. Die anderen geraten schon vorher in Panik, verkrampfen ihren Rücken — der Körper wird mit Streßhormonen überschwemmt — und erleben die Fahrt als extremen Terror. Sie verlassen die Achterbahn, und der Körper braucht Stunden, wenn nicht Tage, um sich von dem Streß zu erholen, während die anderen noch tagelang von dem wunderbaren Erlebnis schwärmen.

Jede Form von innerem Widerstand erhöht den Ausstoß von Streßhormonen im Körper. Je stärker der Widerstand, desto stärker der Ausstoß. Von daher ist es wichtig, daß wir wissen, wo unsere inneren Widerstände liegen und daß wir versuchen, uns von ihnen zu lösen, indem wir sie annehmen, mehr berücksichtigen und neue Lösungen versuchen.

Bei jeder Form von Verdrängung werden wir von unseren inneren Widerständen kontrolliert. Wir haben Ängste und Unsicherheiten, verdrängen diese und erfahren als Folge dieser Verdrängung einen Ausstoß von mehr oder weniger starken Streßhormonen, die vom Körper als Störfaktoren verarbeitet und verdaut werden müssen und Energien binden. Wenn wir uns nicht die Zeit nehmen, uns mit unseren inneren Widerständen auseinanderzusetzen, weil wir diese Zeit mit anderen Dingen verbringen wollen, ist das eine typische „Milchmädchenrechnung", da nämlich genau diese uns nicht bewußten Energien Streßhormone ausschütten, die wiederum Energien binden.

Menschen, die ihre gesamte Lebenssituation unter Kontrolle haben wollen, sind diesen inneren Widerständen und Streßhormonen mehr ausgesetzt als Menschen, die relativ frei auf Lebenssituationen reagieren können. Denn das eigentliche Motiv, alles unter Kontrolle haben wollen, ist wiederum die Angst, das Leben könne ihnen vorwiegend negative Erfahrungen zu bieten haben.

Durch den Streß werden starke Streßhormone (Glucokorticoide) in den Körper ausgeschüttet. Dabei handelt es sich um Hormone der Nebenniere, die als Reaktion des Körpers auf die Streßsituation benötigt werden. Die Aufgabe der Glucokorticoide ist es, den Stoffwechsel vom anabolischen Stoffwechsel zum catabolischen Stoffwechsel zu steuern. Eine besondere Aufgabe der Glucokorticoiden ist es, für die Speicherung des Glucogen in der Leber zu sorgen. Beim Glucogen handelt es sich um gespeicherte Energie, die der Körper verarbeiten kann, wie er sie braucht. Wenn das Glucogen verbraucht ist, steuern die Glucokorticoide den Abbau von Fett und im Notfall auch von Eiweiß. Unter extremen Bedingungen, z.B. während einer Hungersnot, muß der Körper sich gegen das Verhungern wehren. Er macht das, indem er seine eigenen Muskeln verbraucht, um den Blutzuckerspiegel zu halten. Verantwortlich für diesen Prozeß sind wiederum die Glucokorticoide. Für Millionen von Menschen ist das Leben so frustrierend, daß sie zu Mitteln wie Zigaretten oder Alkohol greifen oder versuchen, sich über Sport, Arbeit (workoholics) und Einkaufstrips zu bestätigen. Ganze Nationen versuchen, durch das Führen von Kriegen von ihren Miseren abzulenken bzw. ihnen zu entkommen.

Konflikte und Auseinandersetzungen brechen oft wegen Kleinigkeiten aus. Frustrationen und das Gefühl fehlender Einflußmöglichkeiten auf das eigene Leben schaffen für den Einzelnen so schwierige Lebensbedingungen, daß Kleinigkeiten viel schwerwiegender erscheinen als sie wirklich sind. Auch die persönliche Kriegsführung ist oft nur ein Ablenkungsmanöver von eigenen Schwächen und Miseren. Kriegsführung bringt Bewegung und Leben in das eigene Dasein. Da braucht man sich um eine positive und konstruktive eigene Lebensgestaltung nicht so zu kümmern.

Das Erinnerungsvermögen des Menschen ist fast allumfassend. Sigmund Freud war während seiner ersten psychoanalytischen Studien erstaunt über die Genauigkeit des unbewußten Erinnerungsvermögens. Er deckte verdrängte Traumata aus dem Unbewußten auf, die nur während des ersten Lebensjahres passiert sein konnten. Aus den Erfahrungen meiner Arbeit kann ich dieses unbegrenzte Erinnerungsvermögen nur bestätigen. Es kann auf Erfahrungen bis zur Zeugung zurückgegriffen werden.

Das Erinnerungsvermögen des Menschen liegt nicht nur im Gehirn, sondern vor allem auch im Körper — in dem Wissen einzelner Organe bzw. im Wissen des gesamten Körpers. Alle erfahrenen Situationen, die subjektiv als Traumata erlebt werden, sind im Körper und im Gehirn gespeichert. Eine Wiederholung bestimmter Ereignisse, wie z.B. einer bestimmten Farbe oder von bestimmten Geräuschen, lösen die Erinnerung bewußt oder unbewußt aus.

Sobald sich Ereignisse ergeben, die uns bewußt oder unbewußt an alte, verdrängte Erlebnisse erinnern, so reagieren wir schnell und direkt und in der Regel ohne uns darüber bewußt zu sein mit innerer Abwehr oder mindestens Vorsicht.

Und damit sind wir wieder beim Thema Streß. Sobald neue Ereignisse auftreten, tauchen gleichzeitig die bewußten oder unbewußten Erinnerungen wieder auf. Damit beleben wir unsere alte Streßerfahrung. Streß wird dadurch zur sich selbsterfüllenden Prophezeihung. Unsere Reaktionen entsprechen unseren Erwartungen, und damit erfüllt sich ein Kreislauf, ein Perpetuum Mobile des Stresses.

Die Musik unseres Körpers

Es gibt keine zwei Menschen, die den gleichen Lebensstil haben oder deren Körper die gleichen Informationen gespeichert haben. Unser Körper hat eine innere Melodie, und jeder Körper hat seine eigene. Wir können diese, unsere individuelle Melodie kennen- und erfahren lernen — sie wird von den Medizinern Biorhythmus genannt und spielt eine große Rolle.

Jeder Körper hat seinen täglichen Zyklus, eingebettet in einen monatlichen und einen jährlichen Gesamtzyklus. Die Wachstumshormone haben ihren täglichen Rhythmus, während die Menstruationshormone monatlich wechseln. Rheuma schmerzt meist am Morgen, Blutdruck und Adrenalinspiegel sind morgens ebenfalls am höchsten. Viele Herz- und Schlaganfälle passieren um 9.00 Uhr morgens, während asthmatische oder bronchialische Anfälle spätabends auftreten.

Wenn wir jedoch unseren eigenen Biorhythmus kennen bzw. die Mediziner ihn studieren, kann uns das bei der Erkennung und Vermeidung von Krankheit helfen. Dr. Halberg, ein amerikanischer Arzt, fand in seinen Studien, daß der Zeitpunkt von Operation oder Chemotherapie wesentlich den Heilungsprozeß mitbestimmte. Bei Frauen, die sich einer Brustoperation während des Zeitraumes von einer Woche vor bis zu einer Woche nach ihrer Menstruation unterzogen, trat der Krebs oder ihr Tod innerhalb von 10 Jahren nach der Operation viermal häufiger auf, als bei Frauen, die diese Operation zwischen dem 7. und 20. Tag ihres

Zyklus durchführen ließen. Der angenommene Grund ist, daß die Hormone, die zur Zeit der Menstruation freigesetzt werden, das Immunssystem unterdrücken. Es kommt also darauf an, daß man im Einklang mit den natürlichen Rhythmen des Körpers — seinem „Biorhythmus" entsprechend — behandelt wird und nicht gegen ihn. Der Biorhythmus ist ein wesentlicher Teil der körpereigenen Intelligenz. Er setzt sich zusammen aus dem Verhalten und Zusammenspiel der Organe mit- und zueinander sowie aus dem Verhalten ihrer Zellen, Moleküle und Atome.

Es gibt einige grundsätzliche Regeln, die das Verhältnis der Energieformen untereinander bestimmen:

1. Jede Energie hat eine ihr eigene innewohnende Intelligenz.

2. Energien und damit ihre Intelligenz müssen fließen. Störungen und Stockungen verursachen Blockaden.

3. Der Körper befindet sich in einem äußerst vielschichtigen und komplexen Energiefeld. Wenn dieses aus dem Gleichgewicht gerät, sendet es Signale des Unwohlseins aus.

4. Diese Signale entstehen durch Unwohlsein auf körperlicher, geistiger, emotionaler und spiritueller Ebene.

5. Dabei kann es sich auf jeder Ebene um äußere wie innere Ursachen handeln, ausgelöst durch falsche Ernährung, äußere Ereignisse oder inneren Streß wie z.B. Mißverhältnis zwischen Fähigkeiten und Umsetzung ins Leben, Frustrationen aller Art, Angst, Unsicherheit und andere negative Einstellungen.

6. Je harmonischer man mit dem Rhythmus des Körpers leben kann, desto ungehinderter kann dieser Energiefluß im Körper ablaufen.

7. Die Ernährung kann eine ausgleichende Rolle bei der Erreichung oder Erhaltung dieses Gleichgewichtes spielen.

Das Informationssystem des Körpers weiß, was für ihn richtig ist. Wir müssen lernen, darauf zu hören. Entscheidend ist, wie wir die Dinge, die wir erfahren, bewerten. Einmal vom Informationssystem als negativ erfahrene und bewertete Dinge lösen bei erneuter Erfahrung inneren Streß aus. Wichtig ist daher eine Umbenennung dieser Erfahrung, um von der Negativbesetzung leichter loszukommen. Das ist jedoch in der Praxis nicht einfach. Die im Anhang beispielhaft aufgeführten Affirmationen können hierbei wichtige Helfer sein.

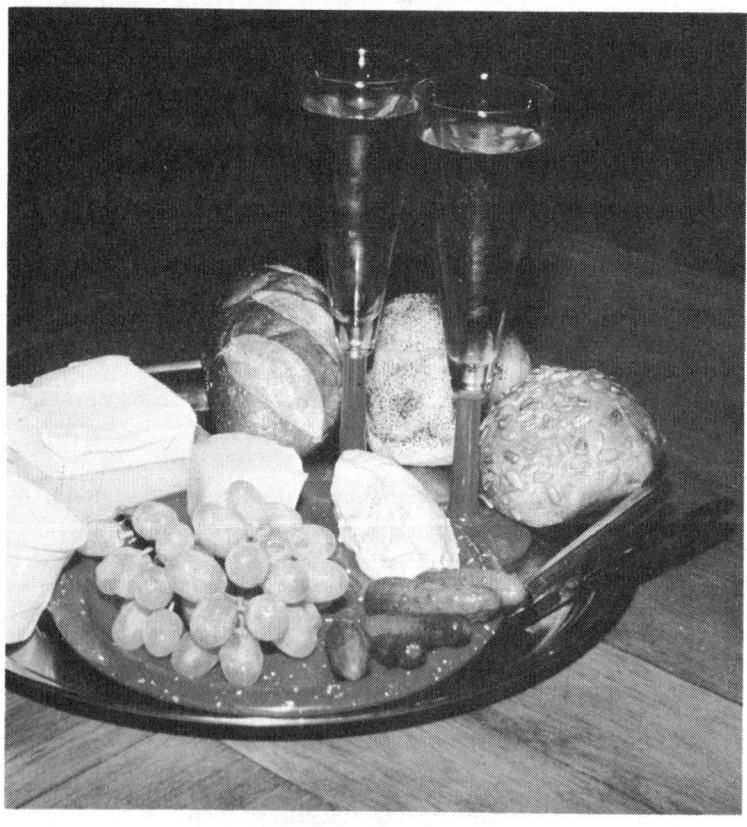

Harmonische Ernährung

III.

PSYCHOLOGIE DER FÜNF ELEMENTE

Hinweise zur persönlichen Zuordnung

Der zunächst einfachste Schritt herauszufinden, welcher Elemente-typ wir sind, ist unser Sternzeichen und der für uns relevante Aszendent:

Fische, Krebs und Skorpion sind *Wasserzeichen*.
Widder, Löwe und Schütze sind *Feuerzeichen*.
Stier, Jungfrau und Steinbock sind *Erdzeichen*.
Zwilling, Waage und Wassermann sind *Luftzeichen*.

Wir sind entweder ein Wasser-, Feuer-, Erd- oder Luftzeichen ent-sprechend dem Stand der Sonne zur Zeit unserer Geburt. Bei die-ser Klassifizierung handelt es sich um unser Sonnenzeichen.
Das *Sonnenzeichen* repräsentiert unser Ego, die Motivation, aus der heraus wir handeln, während der *Aszendent* das verborgene

Ich repräsentiert, unsere verborgenen Motivationen. Diese uns verborgene Motivation erkennen wir oft erst, wenn wir älter werden - mit wachsender Lebenserfahrung. Insofern steht der Aszendent für das eigentliche Ich, das Entwicklungsziel und die Entwicklungsrichtung.

Darüber hinaus spielen bei einem astrologischen Gutachten neben dem Sonnenzeichen und dem Aszendenten noch viele andere Faktoren eine entscheidende Rolle: die Stellung des Mondes, der Planeten und der Mondknoten.

Es ist auf jeden Fall interessant, sich ein Horoskop unter dem Aspekt der Elemente-Anteile erstellen zu lassen. Nur bei wenigen Menschen sind im Horoskop alle Elemente ausgeglichen vertreten. Bei den meisten überwiegen ein oder zwei Elemente, während andere unterrepräsentiert sind.

Bei einem Horoskop ist auf beides zu achten, auf das, was ich am meisten habe, aber auch darauf, was ich am wenigsten habe. Beide Themen können für uns sehr wichtig sein. Beide Elemente repäsentieren sowohl unsere Fähigkeiten als auch unsere Probleme.

Das Horoskop ist eine Möglichkeit, die uns Auskunft über die Anteile der Elemente an unserer Persönlichkeit gibt. Es kann uns aber eventuell auch eine mißverständliche Auskunft geben. Selbst wenn das Feuerelement in unserem Horoskop ausgeglichen ist, kann es in Wirklichkeit trotzdem blockiert sein und nicht gelebt werden. Gute Astrologen sind in der Lage, uns dies mitzuteilen.

Wenn wir die Anteile der Elemente an unserer Persönlichkeit feststellen wollen, um uns selbst auf die Schliche zu kommen, kann man auch das I Ging zu Hilfe nehmen und sich dabei bewußt auf die Frage nach dem eigenen Elementetyp konzentrieren. Das I Ging wird dementsprechend antworten. Das I Ging-Orakel ist ein sehr tiefes und kompliziertes Medium, welches das Wissen von 5 000 Jahren chinesischer Philosophie umfaßt. Wir sollten uns dafür genügend Zeit lassen, um es richtig zu verstehen. Die innere Bereitschaft, die Aussage des I Ging anzunehmen, ist von größter

Wichtigkeit für die Korrektheit der Ergebnisse. Das I Ging zeigt Tendenzen auf, unterschwellige Strukturen und Energien von Situationen sowie deren Entwicklungsmöglichkeiten. Es ist ein wundervolles Medium für die Meditation. Die chinesischen I Ging-Meister werden viele Jahre ausgebildet, um all die vielen Bedeutungen verstehen zu lernen (vgl. Kap. V. zur Bedeutung der Elemente im I Ging).

Eine weitere Frage an das I Ging sollte dann die Frage nach dem fehlenden Anteil von Elementen sein. Über welches Element habe ich zu lernen? Welches Element habe ich in diesem Augenblick meines Lebens zu integrieren?

Bei der Frage nach unseren Schattenseiten benötigen wir noch mehr Geduld und Zeit, da es uns schwerfallen wird, die Bedeutungen und Erklärungen so objektiv wie nötig zu verstehen. Wir leben schließlich mit unserem eigenen Bewußtsein und interpretieren die Dinge dementsprechend. Etwas von „außen" und unabhängig von unserem eigenen Bewußtsein zu sehen und verstehen zu lernen ist niemals ganz einfach.

Die Notwendigkeit des Erkennens der eigenen Schattenseiten

Bei den sogenannten eigenen „Schattenseiten" handelt es sich um diejenigen Seiten von uns, die uns verborgen sind, um sogenannte „blinde Flecken". Wir sollten uns bezüglich unserer eigenen Schattenseiten selbst beobachten. Wann immer wir uns über andere ärgern und anderen die Schuld für eine Situation in die Schuhe schieben wollen, empfiehlt es sich, sich zunächst an die eigene Nase zu fassen. Was haben wir dazu getan, daß der andere so reagiert?

Das bedeutet nicht, daß wir diesen Prozeß umgekehrt ablaufen lassen und uns ständig für alles die Schuld geben. Es geht auf keinen Fall um die Frage der Schuld, sondern um das Verständnis vom Ablauf des ganzen Prozesses, des sogenannten Musters. Denn wir können Verhaltensmuster nur aufgeben, wenn wir sie erkennen und verstehen. Nur dann können wir uns von ihnen unabhängig machen. Lassen Sie mich das an einigen Beispielen erklären.

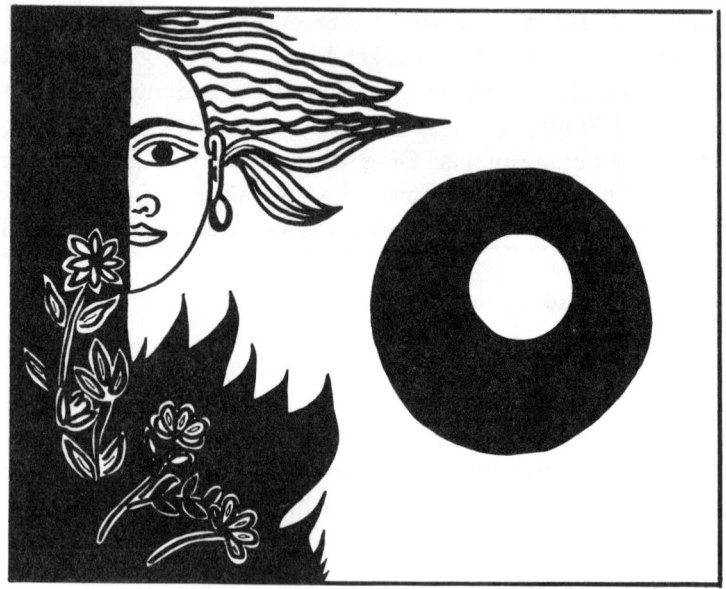

Wo viel Licht ist, da ist auch Schatten

Sie kennen bestimmt auch Menschen, die immer nett und hilfsbereit sind und mit denen man sich nicht streiten kann. Die Frage, die sich hier stellt, ist, was diese Menschen mit ihren Aggressionen, Enttäuschungen, Unzufriedenheiten etc. machen. Wo gehen diese hin? Beobachten Sie das in Ihrem Alltag. Die Fähigkeiten, aggressiv zu reagieren und auch seine sogenannten negativen Gefühle zu zeigen gehören zum Feuerelement. Wenn das nicht gelebt wird, hat derjenige in diesem Bereich seine Schattenseite.
Wenn man sich ständig über gesellschaftliche Randgruppen aufregt, über homosexuelle Männer oder Frauen, hat man sich zunächst selbst zu fragen, was einen da eigentlich so bewegt. Was macht einen so ärgerlich?

Dieselbe Frage stellt sich bei gesellschaftlich geächteten Krankheiten wie Aids. Warum fühlt man sich davon so bedroht? Was genau macht die Angst aus? Wo sitzt sie im Körper?

Über diese allgemeinen Dinge haben wir uns ja vielleicht schon Gedanken gemacht. Wie sieht das aber im Alltag konkret aus? Einem selbst nicht bekannte Schattenseiten lebt man in der Projektion auf andere oder Situationen aus. Damit wiederholt man die eigenen, wenn auch noch unbekannten Muster.

Aus meiner mehr als zwanzigjährigen Erfahrung als Gruppenleiterin weiß ich, daß immer dann, wenn man jemanden in einer Gruppe absolut nicht leiden kann, auch das eine Reflektion des eigenen unbewußten Selbst ist. Wenn es sich nicht um eine Projektion handelt, sieht man die Verhaltensweisen und Eigenschaften von anderen, fühlt sich aber nicht persönlich von ihnen betroffen.

Die eigenen Schattenseiten erfährt man selbst am besten, indem man sich auf einer Liste zunächst erst einmal alle Dinge, Begebenheiten und Menschen notiert, die man ablehnt. Dann nehmen Sie sich eine Sache oder eine Person nach der anderen einzeln vor und fragen sich genau, was Sie denn daran nicht mögen. Machen Sie sich auch darüber wieder eine Liste. Spüren Sie Ihren Gefühlen nach, benennen Sie sie und lokalisieren Sie diese in Ihrem Körper.

Wichtig ist, daß Sie alle Ihre Erfahrungen aufschreiben oder aufmalen, nicht nur einfach durchdenken oder spüren.

> *Denken* ist eine Luftqualität;
> *Spüren* eine Wasserqualität;
> *Handeln* eine Feuerqualität;
> *Aushalten* eine Erdqualität.

Wenn Sie die Erfahrungen nur denken oder fühlen, kommen die anderen Elemente wieder zu kurz. Schreiben oder malen Sie! Sie drücken damit ihre Erfahrungen umfassend aus. Es wird Ihnen

dann leichter fallen, sie auch auf die Handlungs- und Aushalt-
ebene umzusetzen.

Schattenmanifestationen und ihre Bearbeitung führen ständig zu
Mißverständnissen. Das uns innewohnende moralisierende Bewußtsein, gefördert durch ein jahrhunderte lang falsch verstan-
denes Christentum, stellt dabei das größte Hindernis dar.

Das Symbol der chinesischen Philosophie, das Yin und Yang, wird
von uns Westlern in der Regel zu eindimensional verstanden. Es
wird von einem Ausgleich zwischen den verschiedenen Polen
gesprochen, der im westlichen Verständnis zu einer Harmonie
führt.

In den östlichen Kulturen ist der Begriff Harmonie allerdings anders besetzt als hier bei uns. Wir verstehen darunter die Abwe-
senheit von Konflikten und Problemen. In der chinesischen Philosophie bedeutet Harmonie allerdings Integration positiver und
negativer Energien — was auf keinen Fall bedeutet, daß Veränderungen im westlichen Sinne harmonisch, d.h. ohne Konflikte und
Probleme zu erfolgen haben.

Um Mißverständnissen vorzubeugen, möchte ich hier auch noch
einmal ausdrücklich darauf hinweisen, daß Schattenseiten sich
nicht nur in — nach unseren gesellschaftlichen Vorstellungen —
sogenannten negativen Eigenschaften manifestieren, wie das folgende Beispiel zeigt.

In einer meiner Meditationsgruppen erkannte eine junge Frau, daß
ihre Art, auf andere Menschen einzugehen und sich um sie zu
kümmern, tatsächlich einen Schattenaspekt beinhaltete, über den
sie sich Anerkennung holte, sich um eigentlich anstehende Konflikte drückte und andere manipulierte.

Die von uns nicht erkannten und unbewußt gelebten Schattenseiten haben nicht nur persönliche Konsequenzen, die sich auf
menschliche Kontakte und Erfahrungen beziehen. Sie können sich
auch in Krankheiten oder Schicksalsschlägen (Unfall, Todesfälle
oder große finanzielle Probleme) ausdrücken. Sie können dann
dazu beitragen, daß der Betroffene seine bislang nicht gelebten

Schattenseiten „am eigenen Leibe" erfährt und lernt, mit ihnen umzugehen.

Ein Beispiel dafür ist, wenn jemand sich sein Leben lang nicht erlaubt hat, Gefühle zu haben oder wahrzunehmen, auf ein plötzlich eintretendes schicksalhaftes Ereignis sehr betroffen und aufgewühlt reagiert. Aus meiner Arbeit mit der Körpertherapie weiß ich, daß Schlaganfälle diese Funktion haben können, oft auch Krebs, der lange Zeit unentdeckt geblieben ist.

Gesellschaftlich gesehen werden unerkannte und ungelebte Schattenseiten auf andere Gesellschaftsgruppen projiziert. Gesellschaften mit großen Klassenunterschieden gehören genauso in diese Reihe, wie die äußeren Feindbilder im Dritten Reich oder die beschämenden Vorkommnisse von Ausländerfeindlichkeit in Deutschland. Solche Muster von kollektiven Schattenseiten werden vom kollektiven Unbewußten nach außen projiziert.

Kollektiv projizierte Schattenseiten lassen sich nicht einfach integrieren. Eine Integration kann nur über die Integration der eigenen, individuellen Schattenseiten erfolgen. Da hilft nur, sich hinzusetzen, sich seine eigenen Schattenseiten anzusehen und diese zu bearbeiten, um damit auch kollektive Schattenseiten zu verändern und zu integrieren.

Die Feuerzeichen

Folgende Eigenschaften lassen sich den *Feuerzeichen* zuweisen:

- Sie brauchen das Du, den anderen, um die eigenen Kräfte zu messen. Für sie ist das Du die Herausforderung an sie selbst und ihre Fähigkeiten.
- Feuerzeichen sind durchsetzungsfähig, zielorientiert und bringen Opfer, um ihr Ziel zu erreichen.
- Sie sind flexibel und fühlen sich im Handeln.
- Sie brauchen die Auseinandersetzung.

- Sie leben von Plänen, die sie machen, sowie von der Ausführung ihrer Pläne. Pläne sind das Lebenselixier der Feuerzeichen.
- Sie brauchen die Bühne, d.h. das Gegenspiel der anderen, um sich bei der Durchführung ihrer Pläne zu erfahren, zu fühlen und zu leben.
- Ihre größte Freude ist die Bewegung, etwas in Bewegung zu setzen.
- Ihre größte Angst ist die Stagnation.

Können Sie sich in einer oder mehreren dieser Eigenschaften wiedererkennen?

Das folgende Beispiel veranschaulicht die möglichen Folgen, die beim Fehlen des Feuerelementes auftreten können.

Ein junger Mann kam zu mir zu einer Privatkonsultation (Reading). Ich bemerkte an seinem Energiebild, daß ihm das Element Feuer fehlt und daß er mit den Elementen direkt zu arbeiten hatte. Er teilte mir auf meine Frage nach seiner Berufstätigkeit mit, daß er Heilpraktiker sei, und zwar im Bereich der chinesischen Medizin. Wir arbeiteten mit verschiedenen Feuerübungen, die ihm sehr schwerfielen.

Dann fiel mir auf, daß sein vierter Lendenwirbel völlig blockiert war. Ich fragte, für was dieser Wirbel in der chinesischen Medizin stehen würde. Seine Antwort: „Dort sitzt die Lebens- und Feuerenergie." Meine Frage, wie denn die chinesische Medizin seine Krankheiten (Asthma und Neurodermitis) einschätzen würde — die Antwort „als Krankheiten des Feuers."

Er hatte alle konservativen und alternativ-medizinischen Möglichkeiten erfolglos ausprobiert, galt als therapieresistent und war von seiner Ärztin zu mir geschickt worden, um einen möglichen tieferen Grund für seine Therapieresistenz zu finden.

Er war als Einzelkind von einer dominanten und zugleich verwöhnenden, überbeschützenden und eingrenzenden Mutter erzogen worden, die ihm buchstäblich in der Lendenwirbelsäule saß. Er hatte vor einiger Zeit eine längere Psychotherapie durchgeführt und sich mit dem Thema Mutter auseinandergesetzt. Dieser Prozeß hatte schon vieles vor allem auf der psychologischen Ebene verändert. Auf der Ebene der Körperintelligenz jedoch waren die Information noch fest verankert.

Alle unteren Wirbelkörper bis zum vierten Wirbel waren energetisch dicht, unflexibel und völlig festgehalten. In seiner täglichen Arbeit blockierte er sich außerdem ständig mit Überverantwortung, Grübeln und permanentem Gedankenkreisen.

In einer weiteren Körpertherapie-Stunde arbeiteten wir dann mit dem gesamten unteren Energiefeld seines Körpers. Seine Aufgabe war es, das Spielen zu lernen.

Die Wirbelsäule war von frühester Kindheit an gewohnt, sich zusammenzunehmen und aufrechtzuhalten, aber nicht, kindlich frei und losgelöst zu spielen. Das immer wachsame Auge der Mutter saß gewissermaßen tief in den unteren Wirbeln. Wir diskutierten Spielmöglichkeiten für die Wirbelsäule und Feuerübungen für den ganzen Körper, um an die nötige innere Bewegung zu kommen und von dem Übermaß an Gedanken loslassen zu können.

Die Wasserzeichen

Die folgenden Eigenschaften werden den Wasserzeichen zugewiesen:

- Wasserzeichen gelten als unbewußt, weiblich, flexibel.
- Sie wollen und können sich nicht festlegen. (Diese Eigenschaft trifft auf das Zeichen des Skorpiones nicht zu.)
- Sie sind sehr anpassungsfähig, immer im Fluß, obwohl die Bewegung eine langsame ist.
- Sie sind schnell irritierbar, und ein wichtiger Planet, der sie beeinflußt, ist der Neptun, der Sucht und Abhängigkeiten regelt.
- Sie haben Schwierigkeiten, Entscheidungen zu fällen.
- Sie brauchen wie die Feuerzeichen das Du, allerdings eher in

der Mutter-Kind-Beziehung oder in einer Abhängigkeitsrolle.
- Sie sind leicht Opfer einer emotionalen Fixierung.
- Wasserzeichen fühlen sich im Erleben.
- Sie freuen sich über Harmonie.
- Sie haben vor allem Angst vor der Verantwortung, für sich selber geradestehen zu müssen.

Können Sie sich in einer oder mehreren Eigenschaften wiedererkennen?

Die folgenden Beispiele veranschaulichen das Fehlen des Elementes Wasser.

Katharina kam zu mir zu einem Reading, um an ihren tiefen Schmerz und ihre unterdrückten Aggressionen heranzukommen, die sich immer wieder durch ungewollte, plötzliche Ausbrüche bahnbrachen. Ihr Sternzeichen war ein Feuerzeichen, welches aber nach meiner Sichtweise auf einer tieferen Ebene blockiert war. Wir hatten in einem früheren Reading ihren Schmerz über die als Kleinkind verbrannte Schwester angesprochen und daran gearbeitet. Das Thema Schmerz und Leid saß aber immer noch irgendwo tief in ihrem Körper fest. Sie selber hatte schon jahrelang mit verschiedenen Therapieformen gearbeitet, war selbst ausgebildet sowohl in Gestalttherapie als auch in Bioenergetik und Kinesiologie. Die beiden letzteren Methoden arbeiten mit den Muskeln und stellen Verspannungen und Energieblockaden in diesen Bereichen fest. Alle drei Methoden arbeiten jedoch nicht mit den inneren Organen.

Schmerz ist ein aktuelles und direktes Gefühl, während es sich beim Leid um festgehaltenen Schmerz handelt, der dann in einem oder mehreren Körperteilen sitzt. In der Körpertherapie mit Katharina stellte sich dann heraus, daß die Nieren ungleichmäßig arbeiteten. Eine war energetisch dichter und kleiner als die andere und fühlte sich an die Wand gedrängt und nicht für voll genommen. Wir arbeiteten mit der Freisetzung und Gleichstellung beider Nieren. Die Nieren symbolisieren immer unser Verhältnis zum Du, zum anderen, zu jeglicher Form von Partnerschaft. Das bezieht sich auf persönliche Beziehungen jeglicher Art, ob sexuell oder nicht. Die Nieren sind auch für die Wasserverteilung und - aufbereitung sowie die Wasserausscheidung verantwortlich. Wenn das Element Wasser im Körper festgehalten wird, kommt es zu Cellulitis und allen Erkrankungen, die mit Wasseransammlungen im Körper zu tun haben. Oft ist dies eine Folge von festgehaltenem Leid und dadurch von „nicht im Fluß sein". An alten schmerzhaften Erfahrungen emotional festzuhalten, behindert unsere Weiterentwicklung auf emotionaler, geistiger und spiritueller Ebene und führt dadurch leicht zu körperlichen Beschwerden.

Durch unsere Arbeit mit den Nieren und dem Wasser veränderte sich die gesamte Lebenseinstellung von Katharina sowie auch ihr Körper. Die Cellulitis verminderte sich wesentlich, sie bewegte sich ganz anders aus den Hüften heraus, sehr viel sicherer und gelassener. Ihre Aggressionsausbrüche verminderten sich ebenfalls deutlich, und ihr Selbstbewußtsein entwickelte sich positiv.

Als zweites Beispiel möchte ich noch von meiner Begegnung mit Barbara berichten. Sie war mit einem seit langem herzkranken und arbeitslosen Musiker verheiratet und sowohl mit ihrer Ehe als auch mit ihrem Leben unglücklich. Sie hielt aber an allem fest — an ihrer Ehe, sowie an ihrer ungeliebten Arbeitsstelle und dem großen, viel zu teuren Haus. Sie hatte Angst vor einem Neubeginn. Ich schloß daraus, daß sie in ihrer Persönlichkeit zu wenig Feuer und Wasser und zuviel Erde hatte. Wir besprachen das in einem Reading, und ich erzählte ihr, daß sie, falls diese Probleme nicht angesprochen würden, eines Tages große Probleme mit dem Element Wasser bekommen würde. Barbara änderte jedoch nichts an ihrer Lebenssituation.

Etwa 4 Jahre später schwoll ihr gesamter Körper abends an, sie nahm an die 10 Pfund zu. Am nächsten Morgen war die Schwellung jedoch weg und das Gewicht wieder normal. Die Ärzte beobachteten den Prozeß über mehrere Monate. Die Schwellungen wurden stärker, die Gewichtszunahme größer. Aber am nächsten Morgen war alles wieder normal. Die Ärzte standen vor einem völligen Rätsel. Eines Tages wurde sie dann mit einem Notarztwagen wegen akuter Herzprobleme ins Krankenhaus gefahren, und auf dem Weg dorthin fiel ihr mein Ausspruch ein, daß sie, falls sie nichts an ihrer Lebenssituation ändern würde, mit Wasser Probleme haben würde. Die Ärzte behielten sie im Krankenhaus und stellten dann nach ausführlichen Testversuchen einen wachsenden Tumor in der Lunge fest. Barbara wurde immer kränker und wollte zum Schluß nichts als sterben. Zu sterben erschien ihr erstrebenswerter als dieses Leben. Sechs Monate nach ihrer Krankenhauseinlieferung kam sie wieder nach Hause. Sie ist schwerkrank und muß gepflegt werden. Das Haus mußten sie verlassen. Die Familie lebt jetzt in einer kleinen Wohnung. Er ist arbeitslos, sie ist arbeitsunfähig, und die Kinder zeigen vermehrt Störungen in der Schule. An ihrem Leben hat Barbara nichts geändert.

Die Erdzeichen

Die folgenden Eigenschaften werden den Erdzeichen zugewiesen:

- Sie sind standfest, durchhaltend, aufbauend und beständig.
- Sie sind eher materielle Typen, weniger flexibel als z.B. Feuer- und Wasserzeichen.
- Sie brauchen lange, um Entscheidungen zu fällen, ziehen diese eisern durch, während es den Wasserzeichen schwerfällt, Entscheidungen zu fällen und dann auch durchzustehen.
- Die Erdzeichen fühlen sich im Handeln.
- Sie haben die Gewißheit, daß sie alles, was sie anfangen, auch zu Ende führen können.

- Sie gehen langsam, beständig und mit großem Durchhaltevermögen nach vorne.
- Sie sind zweckorientiert und fragen immer: „Was habe ich davon?"
- Sie brauchen Sicherheit und haben Angst vor den Unberechenbarkeiten des Lebens und freuen sich über einen stabilen und berechenbaren Aufbau.

Können Sie sich in einer oder mehreren Eigenschaften wiedererkennen?

Ein anschauliches Beispiel für das Leben eines Menschen, der die schwierigen Seiten des Erdelementes auslebt, ist das Beispiel von Barbara im vorhergehenden Abschnitt. Sie hat im wahrsten Sinn des Wortes „Sirup" an den Schuhen.

Ein Beispiel für das Fehlen des Elementes Erde ist die Geschichte von Hildegard. Sie hatte sich jahrelang gründlich mit alternativer Medizin beschäftigt, wurde Heilpraktikerin und studierte ebenfalls über Jahre hinweg indische und chinesische Medizin und Philosophie. Ihr Kenntnisstand war immens. Doch ins Leben und den Alltag umgesetzt wurden diese Erkenntnisse nur in Diskussionen, nicht in Taten. Konflikten und Widerständen wurde nach wie vor aus dem Weg gegangen. Alle Probleme wurden so interpretiert, als ob sie sich auch ohne größere Konflikte lösen ließen. Zu ihrer Arbeit bot sie viele Wochenendseminare an und war eigentlich immer unterwegs, sehr gefragt und vielbeschäftigt. Der private, enge Kreis blieb jedoch sehr klein und wurde immer kleiner, da die echte Auseinandersetzung mit den Menschen sowie die echte Annahme der Menschen und ihrer selbst fehlte. Das Thema „Einsamkeit", ein zentrales Thema ihrer Wochenendseminare, zog dann auch immer mehr bei ihr ein.

In unserer gemeinsamen Arbeit lernte sie mehr und mehr die Bedeutung der „Erdung", d.h. des Anteils des Elementes Erde kennen und führte mehr und mehr Übungen durch, um sich zu erden, um bei Auseinandersetzungen „Boden unter den Füßen" zu haben, um sich Konflikten und damit auch sich selber stellen zu können.

Die Luftzeichen

Die Eigenschaften der Luftzeichen können folgendermaßen beschrieben werden:

- Das wichtigste Kennzeichen der Luftzeichen ist ihre Flexibilität.
- Sie sind leicht irritierbar, sowie kontakt- und kommunikationsfreudig.
- Sie sind offen, flexibel und immer bereit, einen Neuanfang zu machen.
- Sie haben eine lebhafte Neugierde und können sich wie Kinder freuen. Sie freuen sich über Attraktionen und neue Dinge.
- Sie tendieren zur Oberflächlichkeit und haben ebenso wie die Wasserzeichen Schwierigkeiten, sich zu entscheiden. Sie sehen immer beide Seiten der Medaille, ohne die Medaille selbst zu sehen, und aus diesem Grund fällt es ihnen schwer, sich für eine Seite zu entscheiden.
- Es fällt ihnen schwer, zielorientiert zu denken und zu handeln.
- Sie haben vor allem Angst vor Tiefe und Dunkelheit und Langeweile. Es fällt ihnen schwer, sich mit ihren eigenen Tiefen und Schattenseiten auseinanderzusetzen.
- Sie neigen zum Träumen und Luftschlösserbauen.
- Es fällt Ihnen auch schwerer, sich auf meditative Übungen einzulassen, Visualisationen (sogenannte „Hollywood Meditationen") fallen ihnen hingegen leichter.
- Sie haben Probleme mit einer tiefen Anbindung, zunächst an sich selbst und damit aber auch an andere Menschen.
- Menschen mit zuviel Luft haben in der Regel wenig Kontakt zu ihrem Körper. Sie „fühlen" sich oft nur dann, wenn es ihnen körperlich schlecht geht.

Können Sie sich in einer oder mehreren dieser Eigenschaften wiedererkennen?

Volker, ein junger Mann mit einem hohen Luftanteil, kam zu einer meiner Meditationsgruppen, bei der es um das Element Feuer ging. Er stand der ganzen Sache eher skeptisch gegenüber. Wir meditierten mit dem Feuer, und Volker nahm dem offenen Feuer gedanklich das Holz weg, einfach nur, um auszuprobieren, was so alles möglich war. Es war ein Spiel für ihn, etwas Neues, eine Attraktion. Blitzschnell loderte das Feuer auf, und er wurde von dem auflodernden Feuer ins Weltall gezogen. Er fühlte, daß sich seine Gehirnhälften teilten und in zwei verschiedene Richtungen gezogen wurden. Ihn packte die Panik, da er das Ganze nur für ein gedankliches Spiel gehalten hatte. Die eine Seite des Gehirns konnte er zur Erde zurückführen, die andere blieb im Weltall. Die Gruppe half ihm bei seiner Erdübung — in einen Baum hineinzugehen und sich an dessen Wurzeln anzuschließen. Die eine Hälfte des Körpers folgte der Übung, die andere Hälfte nicht. Er ging anschließend noch für eine halbe Stunde barfuß auf dem Rasen spazieren, sich immer wieder bewußt an die Erde anbindend. Aber sein Gefühl des Gespaltenseins, insbesondere des Gehirns beunruhigte ihn noch für längere Zeit.
Die Lehre hieß für ihn, daß Ganze ernstzunehmen, sich einer inneren Verantwortung zu stellen und vor allem nicht immer alles nur als Spiel zu sehen.

Praktische Hinweise zum Ausgleich der Elemente

Mit einer entsprechenden ausgleichenden Ernährung sowie durch die intensive Beschäftigung mit den Aspekten und Eigenschaften der fehlenden Element-Anteile kann ein Ausgleich in der persönlichen Struktur der Elemente unterstützt werden. Insbesondere die im nächsten Kapitel beschriebenen Meditationen helfen, sich mit den fehlenden Elementen ausgleichend zu beschäftigen.

Bei dieser Art von Arbeit handelt es sich um einen ständig voranschreitenden Prozeß, der niemals abgeschlossen ist. Die Feuerproblematik des Heilpraktikers, die Wasserproblematik von Barbara, das alles sind lange festgehaltene Probleme, die sich auch in der Körperintelligenz verankert haben. Solche Schwierigkeiten lassen sich auch durch mehrwöchige Feuer- oder Wasserübungen nicht einfach aus der Welt schaffen. Langanhaltende Strukturveränderungen brauchen Zeit und ständige Übung.

Die Arbeit mit den Elementen ist ein sehr wichtiger Aspekt der Arbeit mit sich selbst, die noch bereichert werden kann durch Arbeiten mit Farben, Musik und Symbolen.

O   Malen Sie zu jedem Element ein Bild

Sie werden rasch feststellen, welche Elemente Ihnen schneller und leichter zugänglich sind und bei welchen Elementen Ihnen das Bild schwerer fällt.

Viele Menschen haben mit dem Feuer Probleme und es fällt ihnen sehr schwer, Feuerbilder zu malen. Geht es Ihnen auch so? Dann beschäftigen Sie sich bitte mit dem Thema *Feuer*. Lesen Sie die entsprechenden Abschnitte in den verschiedenen Kapiteln dieses Buches und versuchen Sie, sich auch in Ihrem Alltag mehr mit diesem Thema zu beschäftigen. Achten Sie bitte auch in Ihrer Ernährung darauf, daß Sie mehr Feuernahrung (scharf bzw. bitter) essen und meditieren Sie über das Feuer.

Ist das Bild ein einziger Scheiterhaufen, dann gilt das Entgegengesetzte. Sie haben zuviel Feuer in Ihrem Wesen. Beschäftigen Sie sich dann intensiver mit der Erde und dem Wasser, aber nicht mit der Luft. Diese nährt nämlich das Feuer und läßt es weiter auflodern. Achten Sie auf Ihre Ernährung und essen Sie weniger Feuer- und Luftnahrung. Luftnahrung ist salzig bzw. sauer.

Wenn Sie ein Wasserbild malen und nur ein klägliches Flüßchen herauskommt, dann wissen Sie, daß Sie ein Problem mit dem Thema *Wasser* haben.

Lesen Sie die entsprechenden Abschnitte in diesem Buch, gehen Sie schwimmen und beobachten Sie, wie Sie im Alltag mit Wasser umgehen. Fragen Sie ihre Umwelt, was diese an Ihnen beobachtet. Nehmen Sie mehr Wassernahrung (bitter bzw. salzig) zu sich.

Besteht Ihr ganzes Bild aber vorwiegend oder nur aus Wasser, dann ist das Wasser im Übermaß vorhanden und muß kanalisiert werden.

Das kann durch Feuer, welches das Wasser löschen kann oder auch durch Erde passieren, durch die das Wasser eingegrenzt wird. Achten Sie darauf, daß Sie weniger Wassernahrung zu sich nehmen und mehr Feuer- und Erdnahrung.

Arbeiten Sie mit den entsprechenden Meditationen.

Dasselbe gilt auch für die *Luft*.

Malen Sie ein Luftbild mit Vögeln und versuchen Sie zu spüren, wie Sie sich als Vogel fühlen. Fällt Ihnen das sehr schwer und spüren Sie Angst, dann haben Sie ein Problem mit dem Element Luft. Es fällt Ihnen sicherlich dann besonders schwer, Drachenfliegen zu lernen, aber es gibt ja auch Zwischenlösungen.

Wie gut können Sie Aufzüge ertragen, auf hohen Türmen stehen? .

Bei Höhenangst kann übrigens auch die Homöopathie helfen.

Besteht Ihr Bild aber nur aus Luft, dann ist Ihr Problem ein „luftiges Übergewicht".

Sie sollten Ihre Ernährung schnellstens auf Erdnahrung umstellen und regelmäßig Erdübungen durchführen. Eventuell kann mit Wasser gearbeitet werden. Aber die Anbindung an die Erde ist zunächst vorrangig.

Nehmen Sie mehr Erdnahrung zu sich.

Die Geschmacksrichtung der Erdnahrung ist süß.

Malen Sie ein Erdbild!

Ist dieses Bild sehr schwer und von dem Element *Erde* dominiert, sind sie wenig flexibel, benötigen viel Sicherheit und neigen dazu, sich an Situationen und Menschen festzuhalten. Achten Sie auf Ihre Ernährung und stellen Sie auf mehr Feuer-, Wasser- und Luftnahrung um. Sie benötigen alle anderen Elemente.

Intensive Erfahrungen mit dem Element Erde können Sie machen, indem Sie mit Edelsteinen arbeiten. In China werden Edelsteine auch gerieben und als Pulver eingenommen.Die Steine enthalten für den Körper wichtige Mineralien.

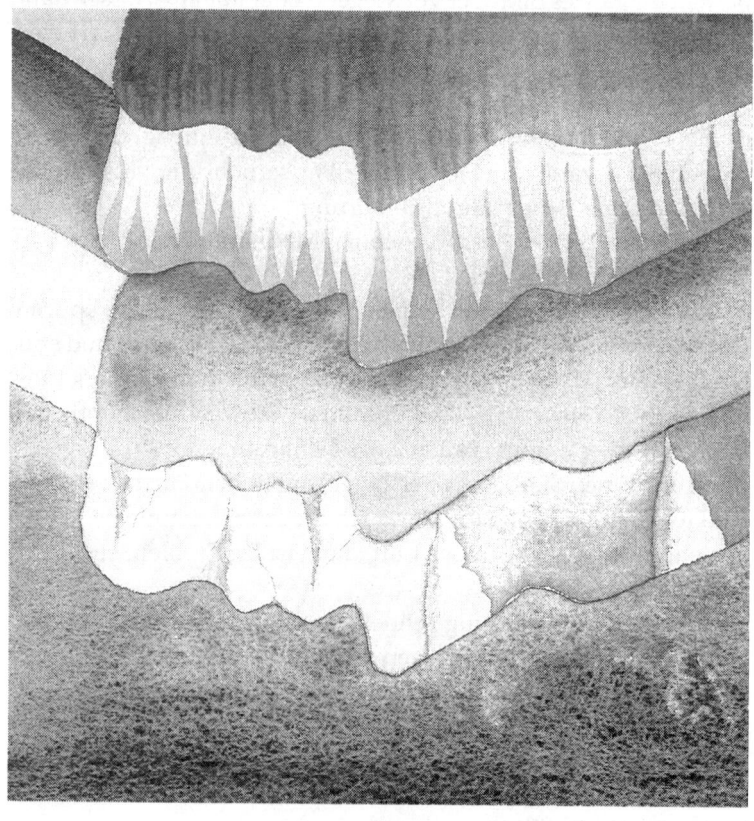

Die fünf Elemente

IV.

AUSFLÜGE IN WEITERE DIMENSIONEN

Mythologischer Streifzug durch die Elemente

Die Elemente werden in allen alten Mythologien, Religionen und Philosophien als die grundlegenden Kräfte des Universums angesehen, verantwortlich für die Schöpfung, die Zerstörung und die Reproduktion von Leben und Materie.

In den frühen Gesellschaften glaubte man, daß die Welt vor allem aus der Interaktion von Feuer und Wasser entstanden war. Im Mittelmeerraum sah man vier Elemente — Wasser, Feuer, Erde und Luft — am Werke und ordnete diesen Elementen *heilige Tiere* zu: den Fisch für das Wasser, den Menschen oder Engel für das Feuer, den Adler zur Luft, den Bullen oder Löwen zur Erde. Auch in der griechischen Mythologie gilt das Wasser-Element als warmherzig, freundlich und verständnisvoll. Dem Feuer werden die Eigenschaften gefühlvoll, unwiderstehlich, gewinnend, lebendig und wechselhaft zugewiesen.

Die Luft steht für Freiheitsliebe und Tiefgang, während die Erde kinderliebend, praktisch und besitzergreifend zu sein scheint. Seit Jakob Böhme werden die vier Elemente als die vier mystischen Bewußtseinszustände gesehen, aus denen die irdische Quaternität besteht. Jedes Element hat demnach seine ihm eigenen Geister in sich.

Es gibt daher Feuergeister, Luftgeister, Wassergeister und Erdgeister. Paracelsus schreibt ausführlich über deren besonders geartetes Leben, ähnlich wie sie in Märchen vorkommen. Jedes der Elemente hat seine innere Entsprechung, und das wahre Leben dieser inneren Entsprechung führen nur die Engel und die heiligen Seelen.

Im Taoismus sind es, wie wir schon gehört haben, fünf Elemente: Wasser, Feuer, Erde, Metall und Holz. Aus ihnen ist der göttliche Stamm gemacht, und sie produzieren die fünf atmosphärischen Bedingungen, die fünf Farben, fünf Planeten sowie fünf Geschmacksrichtungen. Sie bedingen sich gegenseitig, kämpfen gegeneinander und besiegen sich gegenseitig in verschiedenen Zyklen.

Das heißt konkret: Wasser produziert Holz, zerstört aber Metall. Das bedeutet übertragen auf die nichtstoffliche Ebene den Sieg der Spiritualität über Materie.

Feuer produziert Erde, zerstört aber Metall, übertragen auf die nichtstoffliche Ebene bedeutet dies den Sieg der Nicht-Substanz über die Substanz.

Metall produziert Wasser, zerstört aber Holz, das bedeutet auf der nichtstofflichen Ebene den Sieg von Härte über Sanftheit.

Holz produziert Feuer, zerstört aber die Erde, das bedeutet in der Analogie, die Dichte siegt über das Zusammenhanglose.

Die Erde produziert Metall, zerstört aber Wasser, das wiederum bedeutet den Sieg der Festigkeit über mangelnde Festigkeit. Alles Glück oder Unglück hängt alleine von der Balance der Elemente ab — weshalb jeder Eingriff in die Natur nur nach eingehender Prüfung erfolgen sollte.

Die chinesischen und japanischen Buddhisten verehren ebenfalls fünf Elemente: Erde, Wasser, Feuer, Luft und Äther. Die Erde ist die Herrscherin des mittleren Königreiches und wird durch das Quadrat symbolisiert. Das Wasser ist der Herrscher des Nordens (Ball oder Kreis). Das Feuer ist der Herrscher des Südens (Dreieck). Die Luft ist die Herrscherin des Ostens (Halbkreis). Der Äther ist der Herrscher des Westens und wird durch ein Juwel des Lotus symbolisiert.

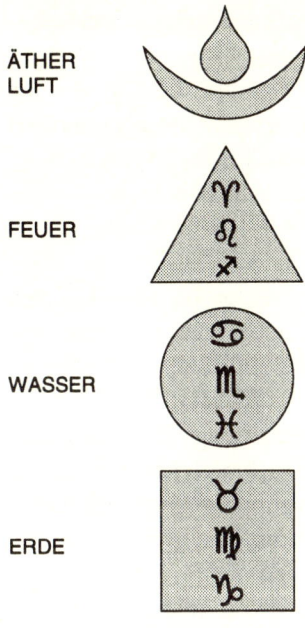

ÄTHER
LUFT

FEUER

WASSER

ERDE

In den Mythologien der amerikanischen Indianer, der ozeanischen Kultur und anderen frühen Kulturen klettert der Mensch aus der Tiefe der Erde an die Oberfläche, um sich dort weiterzuverbreiten.

Die *Erde* wird als Mutter, das passive Prinzip verkörpernd, gesehen. Sie wird durch das aktive Vater-Prinzip (Element Luft) befruchtet. Die Erde gilt als heilende Energie unseres Sonnensystems. Sie symbolisiert die Aussaat sowie die Erntezeit, das Gefäß des Lebens genauso wie den Reichtum. Sie harmonisiert und nährt. Sie verkörpert aber auch die Dunkelheit und den Tod. In unserem Körper reagiert das Verdauungssystem am stärksten auf die Einflüsse der Erde. Als unsterbliches Element ist die Erde damit auch ein Teil unserer Seele. Sie repräsentiert die zyklischen Muster von Geburt, Erwachsensein, Tod und Verwesung.

Das *Wasser* symbolisiert die Taufe, Reinigung, den kosmischen Geist, die Auflösung, das weibliche Prinzip, die Fruchtbarkeit, den Bewegungsfluß, das Heilen, die Instabilität, Magie, Erinnerung, Erfrischung, Nahrung, Wiederauferstehung, Wiedergeburt, Wahrheit und Weisheit. Das Wasser gilt als die Quelle von Gut und Böse sowie als das endliche und unendliche Element. Bei der Beerdigung reinigt es die Toten und die Trauernden. Es wird dargestellt als Schüssel, Halbkreis, Tasse, Mond, Perle oder Wellenlinie.

Die Aufgabe des Wassers ist aufzusaugen und herabzufallen, über Feuer zu gewinnen und das zu stärken, was mit ihm in Berührung kommt. Es symbolisiert Flexibilität und weist auf eine bewegliche Persönlichkeit hin.

In allen Mythologien gilt es als erstes Prinzip, die Quelle aller schöpferischen Dinge. Es wird als der Erwecker der Schlafenden bezeichnet. Es gibt Schönheit, unsterbliche Jugend, Wissen, Stärke, es heilt die Kranken und belebt die Toten wieder. In der altdeutschen Kultur bringt es die Kinder.

Das *Feuer* steht für die göttliche Liebe und den Gott des Lichtes. Es symbolisiert Autorität, Fruchtbarkeit, Leidenschaft, Gastfreundlichkeit, Erleuchtung, Leben, das männliche Prinzip, Kraft, Reinigung, Opfer, Geist und Wärme. Es steht außerdem für Tod, Zerstörung, göttlichen Ärger, Märtyrer, Verfolgung, Folterung und Winter. Es spendet Trost und vertreibt den Teufel. Es steht für tiefe Gefühle, Unwiderstehlichkeit, Unruhe und Gewinn. Es hat dieselben Wurzeln wie die Angst und die Tanne. Es wird als das höchste kosmisch-philosophische Element angesehen.

In primitiven Gesellschaften war es menstruierenden Frauen nicht erlaubt, ins Feuer zu sehen, da man glaubte, daß diese das Feuer verunreinigen würden. Es wird auch allgemein angenommen, daß das Feuer eines der Elemente ist, das an der Schöpfung der Erde mitbeteiligt war. In China und Japan entwickelte sich das Feuer, als sich Erde und Himmel, die ursprünglich eine Einheit waren, teilten. In der christlichen Symbolik steht das Feuer für Nächstenliebe und Barmherzigkeit. Gott schickte das Feuer vom Himmel als Zeichen dafür, daß er Abels Opfer akzeptierte. Den Juden war es verboten, am heiligen Sabbat ein Feuer anzuzünden. In der Hindu Religion wird das Feuer zur Kontrolle der Wasserdrachen verwendet. In Island wird das Feuer zur Behandlung von Krankheiten befragt. In Mexiko wird das Feuer nach der Geburt eines Kindes angezündet und brennt für vier Tage, um teuflische Einflüsse fernzuhalten und das Kind spirituell zu ernähren. In Polynesien wird ein Feuer angezündet, um die Lebenden vor Angriffen seitens der Toten zu schützen.

Das Feuer-Symbol ist ein Pfeil, der Feigenbaum, die Mähne des Löwen, ein Haar, eine Borste, eine Säule sowie die Azalee.

Die *Luft* ist sowohl das Element des Universums als auch der Menschheit. Es symbolisiert Betrachtung, Meditation, Unendlichkeit, Himmel, Unsterblichkeit, Erinnerung, Seele, die höchste Göttlichkeit, Inspiration, Freiheitsliebe und Verstand. In der hebräisch-christlichen Tradition ist die Luft verbunden mit dem Reich des Teufels, dem Prinz der Lüfte und den unsichtbaren Kräften.
Über den *Äther* findet man in den mythologischen Überlieferungen die wenigsten Informationen. Der Titel von Zeus war Äther. Er symbolisiert den Himmel sowie die oberen Regionen des Universums. Er wird symbolisch durch einen Ball oder Kreis dargestellt.

Die Elemente im Traum

Unser Bewußtsein ist im Verhältnis zu unserem Unbewußten nur wie die sichtbare Spitze des Eisberges. Denn unser Unbewußtes enthält ein Vielfaches an Information. Träume sind eine wesentliche Informationsquelle über unser Unbewußtes. Insbesondere die indianischen Kulturen suchten in Träumen Entscheidungshilfen und Lösungsmöglichkeiten für Probleme sowie Zukunftsvorhersagen. In der westlichen Welt brachte Sigmund Freud, der Vater der Psychoanalyse, diese uralte Wissenschaft zu neuer Anerkennung. Die Traumdeutung ist eine der heilsamsten Methoden, um Informationen über unsere inneren Widersprüche und Konflikte zu erhalten. Alle negativen Emotionen und Einstellungen vergiften auch unseren Körper. Von daher kann die Traumdeutung auch bei der „Entgiftung" unseres Körpers helfen.
Mit der Traumdeutung können wir umgehen, sobald wir imstande sind, die Träume korrekt zu übersetzen. Die Träume basieren auf Informationen aus verschiedenen Schichten des Unbewußten. Während des Träumens können uns auch Informationen von an-

deren Menschen erreichen, mit denen wir in geistiger oder emotionaler Verbindung stehen. Unser Unbewußtes reagiert ähnlich wie das Informationssystem vieler Tiere, die ebenfalls Informationen aus der Zukunft vorherwissen und sich dementsprechend schutzsuchend verhalten können.

Symbole, die während der Träume auftauchen, werden nicht von allen Therapeuten in gleicher Weise gedeutet. Ich werde hier nur die Elementensymbole vorstellen. Doch lassen Sie sich bitte nicht zu sehr davon beeinflussen. Verlassen Sie sich bei der Deutung mehr auf Ihre eigene Intuition als auf die Erfahrungen anderer.

In der Traumdeutung bedeutet:

- auf der Erde: Neuigkeiten trauriger Natur;
- in der Erde begraben sein bedeutet Glück;
- wenn man im Traum beobachtet, daß die Erde umgegraben wird oder wenn man umgegrabene Erde sieht, bedeutet dies, daß man einen guten Gewinn machen wird.

Auch das *Wasser* kann im Traum eine entscheidende Rolle spielen:

- in Wasser baden bedeutet den Verlust von Freunden oder Verwandten;
- kochendes Wasser bedeutet, daß das Glück sich verflüchtigt;
- klares Wasser bedeutet Gesundheit und Glück;
- ins Wasser fallen bedeutet Verfolgung und Zusammenbruch;
- heißes Wasser bedeutet Krankheit und Unfall;
- schmutziges Wasser bedeutet Streit und Kummer;
- fließendes Wasser bedeutet andauernden Kummer;
- im Wasser schwimmen bedeutet, das Unglück überwinden;
- Dinge, die sich im Wasser befinden, sind ein positives Zeichen.

Und nun zum *Feuer*:

- Brennendes Feuer bedeutet gefährliche Gegner;
- eine Feuersbrunst bedeutet große Freude;
- nichtbrennendes Feuer bedeutet Kummer;
- Feuer anzünden bedeutet ein wichtiges Ereignis;
- Feuer mit Rauch bedeutet die Gefahr eines Streites;
- Feuer ohne Rauch bedeutet Freude und Spaß.

In der Traumdeutung bedeutet

- klare *Luft* Erfolg;
- Wolken und Nebel bedeuten jedoch, daß es jetzt nicht die richtige Zeit für wichtige Entscheidungen ist und daß man lieber ein paar Tage warten soll;
- Sich auflösende Wolken bedeuten, daß leichte Schwierigkeiten einfach überwunden werden können;
- sich zusammenziehende Wolken bedeuten, daß eine streßvolle Zeit vor einem liegt;
- grauer Himmel bedeutet, daß man zuverlässige Freunde hat;
- Sturm bedeutet das Abbrechen von Beziehungen oder Freundschaften;
- Bündel von weißen Wolken stehen für Erfolg in Liebesbeziehungen.

Im Traum bedeutet *Äther* eine wichtige Veränderung im Leben.

Elemente und Tiere

Die chinesische Medizin ordnet den Elementen Tiere zu. Doch leider sind sich die Vertreter der chinesischen Medizin nicht einig, welchem Element welches Tier entspricht — es gibt voneinander abweichende Meinungen. Der Erde wird das Pferd zugeordnet, dem Wasser der Elefant sowie der schwarze Hirsch, dem Feuer der Pfau, der Luft der Garuda und dem Äther der Löwe, dem Holz der grüne Drachen und dem Metall der weiße Tiger.

Im Feng Shui, der alten asiatischen Wissenschaft der Geomantie, gibt es eine etwas klarere Einteilung: dem Holz wird die Tierart Fisch zugeordnet; dem Feuer die gefiederten Tiere (Vögel); der Erde die nackten Tiere (Mensch); dem Metall die haarigen Tiere (Säugetiere) und dem Wasser die wirbellosen Tiere (Muscheltiere).

Nicht nur die Astrologie der Chinesen teilt sich in Tierkreiszeichen auf, sondern auch unsere westliche Astrologie. Die Eigenschaften der Elemente sollen mit den Eigenschaften der Tiere übereinstimmen.

Machen Sie sich eine Liste mit den Tieren, die Sie mögen und Tieren, die sie ablehnen — bitte möglichst spontan und ohne dabei zu überlegen. Schauen Sie dann, welchem Element die Tiere zugeordnet werden. So können Sie sehen, zu welchem Element Sie eine stärkere Anbindung haben und zu welchem eine schwächere. Lassen Sie dann Ihre Kinder mit den Tieren spielen, um die jeweiligen Eigenschaften auch der Tiere, die ihnen zunächst fremd sind, besser kennen und schätzen zu lernen. Hand in Hand gehen bei dieser Art von Spiel das Erkennen und Erlernen von Eigenschaften anderer Elemente.

Und hängen Sie sich ein Poster von einem „Feuertier" auf, falls Ihnen Feuer fehlt oder ein Bild von einem „Wassertier", falls Ihnen das Wasserelement fehlt etc. Dadurch, daß Sie eine Beschäftigung bzw. Auseinandersetzung mit den Tieren der Ihnen fremden Elemente zulassen, eröffnen sich Ihnen neue Erkenntnisse und Dimensionen sowie neue Erfahrungen im Alltag.

Mineralien und Edelsteine

Mineralien und Edelsteine entstehen auf drei verschiedene Arten:

- direkt aus der Magma oder ihren Verbindungen (direkte oder primäre Entstehung);
- durch Verwitterung (sekundäre Entstehung);
  aufgrund einer inneren Gesteinsumwandlung (tertiäre Entstehung).

Die Steine wirken auf den Menschen dementsprechend verschieden. Steine der direkten Entstehung beeinflussen allgemeine Reifungsprozesse in uns. Steine der sekundären Entstehung helfen uns, die Ursachen von geistigen, seelischen und körperlichen Mustern bewußt zu machen und sie zu verändern. Steine der tertiären Entstehung helfen uns bei einer inneren Transformation, beim Wandel unserer tieferen Strukturen.

Darüber hinaus wirken die Mineralien der Edelsteine unmittelbar bei körperlichen Mangelzuständen, besonders dann, wenn sie innerlich aufgenommen werden. Die Wirkung der Steine hängt davon ab, in welchem Ausmaß die entsprechenden Mineralstoffe in ihnen vorhanden sind. Bei einer großen Menge eines Mineralstoffes im Stein wirkt der Stein entsprechend den Eigenschaften der primär enthaltenen Mineralstoffe.

Die Steine setzen sich chemisch gesehen aus den gleichen Stoffen zusammen, die wir im menschlichen Körper finden: Eisen, Kupfer, Mangan, Kalzium, Aluminium, Magnesium, Fluor, Chrom, Kalium, Kieselsäure, Phosphate, Sulfate, Carbonate und Silikate.

Eisenhaltige Steine sollten von blutarmen Menschen getragen werden. Eisenpräparate werden Menschen verschrieben, die einen Eisenmangel im Blut haben, insbesondere Müttern mit Neugeborenen sowie Frauen mit starken Blutungen und Unfallopfern mit hohem Blutverlust. Sie wirken blutbildend, immunstärkend, anregend und belebend. Sie sind antriebs- und bewegungsfördernd, stärken die Willenskraft, das Durchhaltevermögen sowie die Begeisterungsfähigkeit.

Eisenhaltige Steine sind: Hämatit (Blutstein), Rubin, Magnetit, Markasit, Pyrit, Chlorit und Olivin. Das Eisen gehört zum Planeten Mars und zum Sternzeichen Stier - einem Erdzeichen.

Kupfer stärkt die Nerven und beruhigt alle Krämpfe im Körper (Asthma, Epilepsie, Herzkrämpfe, Darmkrämpfe, MS). Es wirkt ebenfalls blutbildend und fördert die Aktivität von Leber, Gehirn und den ganzen Stoffwechsel. Außerdem unterstützt es die geistige Wachheit und fördert die Emotionen sowie den Gefühlsausdruck.

Der tägliche Bedarf beträgt etwa 2 mg. Obwohl man die genaue Bedeutung des Kupfers für den Körper in der westlichen Medizin noch nicht erforscht hat, weiß man, daß sein Konsumierungsgehalt bei Tumorerkrankungen, Infektionen und Eisenmangelanämien zunimmt. Kupfer gehört zum Tierkreiszeichen Waage, einem Luftzeichen, und zum Planeten Venus. Kupferhaltige Steine sind: Türkis, Malachit, Azurit und Pyrit.

Das Spurenelement *Mangan* ist im Blutserum enthalten und steigert die Verwertbarkeit von Vitamin B1. Es fördert die Herztätigkeit und Fruchtbarkeit und wirkt außerdem nervenstärkend und antidepressiv sowie schmerzlindernd. Manganvergiftungen äußern sich in akuten Reizungen der Atemwege. Ein Mangel an Mangan macht sich zunächst ebenfalls in den Atemwegen bemerkbar. Es unterstützt die Schleimbildung und fördert das schöpferische Denken. Man findet Mangan im Rosenquarz, Amethyst und Almandin.

Das *Kalzium* ist ein an Protein gebundenes Leichtmetall, zu 55% ionisiert und lebenswichtig für den Körper. Die Kalzium-Ionen wirken antiallergisch und haben eine abdichtende Zellwirkung.

Sie spielen eine zentrale Rolle bei der Butgerinnung sowie für die Muskel-, Herzmuskel- und Nervenerregung. Kalzium löst die Muskelkontraktion aus, wodurch die Energie umgewandelt wird. Ein Kalziummangel im Körper bewirkt tetanische Zustände, der Körper übersäuert, und der basische Anteil sinkt. Das führt zu Knochen-, Muskel-, Herz- und Bluterkrankungen.

Kalzium wirkt krampflösend, wachstumsbildend, stabilisierend und fördert die Entwicklung und die Vitalität. Es unterstützt die Heilung bei Knochenbrüchen und ist eins der für das Wachstum wichtigsten Mineralien. Wir finden Kalzium in allen Gesteinsarten. Die Koralle ist beispielsweise ein reines Kalzium-Karbonat. Es gehört zum Sternzeichen Steinbock und zum Planeten Jupiter.

Aluminiumsalze dienen als Antiseptikum und Adstringenz und haben eine zusammenziehende Wirkung. Sie fördern den basischen Stoffwechsel, wirken beruhigend und vermindern die Säurebildung im Körper. Die Aluminiumsalze spielen bei der Funktion der Nieren und bei der Dialysebehandlung eine Rolle. Aluminium stärkt Magersüchtige oder Untergewichtige sowie Menschen mit insgesamt wenig Energien, mit degenerativen Körperprozessen und psychotischen Erscheinungsbildern. Es gehört zum Tierkreis der Fische sowie zum Planeten Neptun. Es ist in folgenden Steinen enthalten: Rubin, Saphir, Topas, Serpentin, Turmalin, Mondstein.

Magnesium (Bittererde), ein Erdkalimetall, ist im menschlichen Gewebe stark vertreten. Es spielt bei der Speicherung des Kalziumphosphats eine wichtige Rolle. Bei Mangelzuständen ist es unmittelbar verfügbar, da es direkt aus dem Skelett entzogen werden kann. Mangelzustände führen zu nervösen Erregungen, Reizbarkeit und zu Krämpfen.

Magnesium löst Muskelkrämpfe, wirkt gegen Gewebs- und Gefäßveränderungen, beruhigt Hautkrankheiten, Gemüt und Überempfindlichkeit. Es vermindert Gewebs- und Gefäßkrankheiten. Magnesium wird dem Sternzeichen Löwe zugeordnet. Es ist enthalten im Olivin, Serpentin, Pyrop.

Das *Fluor* ist ein gasförmiges Halogen, welches in jedem Gewebe enthalten ist. Eine Fluorvergiftung führt zu Erbrechen und Krämpfen. Es dient der Kariesvorsorge und stützt die bakterielle Balance im Körper. Körperliche Fluorunausgeglichenheiten können zu Ausfluß führen. Man findet Fluor z.B. im Topas und Apatit. Fluoride sind junge Steine, die noch in der Entwicklung sind und aus kubischen Kristallen bestehen.

Das Wort *Chrom* kommt aus dem Griechischen und bedeutet Farbe. Es ist ein starkes Oxidationsmittel und wird vor allem in der Zahnheilkunde verwendet. Chrom findet man vor allem im Smaragd, Jade und Rubin. Dem Jade gibt das Chrom die Farbe.

Bei *Kalium* handelt es sich um ein Alkalimetall, welches in fast jedem Mineral enthalten ist. Es ist ein unentbehrlicher Bestandteil jeder Zelle in unserem Körper. Es steuert die elektrischen Vorgänge in Muskeln und Nerven. Mangelzustände führen zu Störungen in der Erregungsleitung der Nerven sowie in der Kontraktionsfähigkeit der Muskeln. Kalium ist außerdem verantwortlich für die Aufrechterhaltung des osmotischen Druckes in unseren Zellen, also für den Zellwassergehalt. Es spielt eine wichtige Rolle beim Eiweißaufbau sowie bei der Kohlehydratverwertung.
Kalium unterstützt die Nierenfunktion und den Blutdruck, stärkt die Muskeln und das Herz sowie die Funktion der Därme. Darüber hinaus wirkt es lösend auf den gesamten Zellstoffwechsel und fördert dadurch eine allgemeine Ausgeglichenheit. Kalium findet sich in sehr vielen Steinen.
Die *Kieselsäure* ist in allen Bindegeweben reichhaltig enthalten und sorgt für die innere Stabilität. Wir finden sie besonders in Bergkristallen, im Obsidian und Quarzsand sowie in unseren Kieselstei-

nen. Wenn zuviel davon eingeatmet wird, kann das zu einer Silikose (Staublunge) führen.

Das *Natrium* ist als chemisches Element Träger der osmotischen Eigenschaft in den Zellen. Veränderungen im Natrium-Zustand des Organismus äußern sich als Dehydration oder Hyperhydration. Es ist unentbehrlich für die Funktion der Zellen. Es regt die Nierenfunktion an sowie den Blutdruck und wirkt insgesamt kräftigend auf den gesamten Organismus.
Durch die ausgleichende und aufbauende Wirkung auf alle Zellen wirkt Natrium auch gegen Jähzorn, Sorgen, Pessimismus, Depression und Konzentrationsmangel. Natrium findet sich in allen Edelsteinen.

Nickel ist ein zur Eisengruppe gehörendes silberweißes, stark glänzendes Schwermetall, das sich als Legierung in fast allen Beschichtungen und Metallverbindungen findet. Viele Menschen haben heute eine Nickelallergie — besonders die Haut reagiert darauf allergisch. Nickel in den Mineralien fördert die Entgiftung, Leberaktivität und Kreativität. Es wirkt gegen Alpträume, Ängstlichkeit sowie Gereiztheit. Nickel findet sich in Annabergit (Nickelblüte), Pentlandit (Eisennickelkies), Ullmanit (Antimonnickelglanz), Rammelsbergit, Chloanthit (Nickelskutterudit), Maucherit, Skutterudit. Die meisten dieser Steine finden wir in den deutschen Mittel- und Hochgebirgen.

Edelsteine und die Elemente

Nicht alle Steine können eindeutig dem einen oder anderen Element direkt zugeordnet werden. Auch hier gibt es, wie bei allen Unterteilungen Grenzfälle.
Viele Steine haben Anteile verschiedener Elemente. Die Steine lassen sich auch nach dem Yin-Yang-Prinzip unterteilen. Bei Yin-Steinen handelt es sich um die weichen, opaken, basischen Steine,

während die harten, transparenten und sauren Steine als Yang-Steine zu sehen sind. Steine wachsen völlig anders als Menschen, Tiere oder Pflanzen. Sie sind von ihrer Umgebung direkt und vollkommen abhängig. Sie entstehen aus einem bestimmten Punkt und wachsen dann Schicht um Schicht durch Ab- bzw. Anlagerung des Materials ihrer Umgebung.

Jeder Stein ist deshalb ein genauer Spiegel der Gegebenheiten und Bedingungen seiner Entstehung. Sie bleiben so, wie sie von außen gebildet wurden, d.h. wie sie sich von außen gebildet haben. Sie haben nicht die Möglichkeit, durch aktive Aufnahme- und Verdauungsprozesse ihr Wachstum zu beeinflussen.

Die Zuordnung der Steine zu den verschiedenen Elementen wird bei unterschiedlichen Autoren und Kulturen verschieden vorgenommen. Lassen Sie sich von der Vielfalt nicht verwirren. Wenn Sie einen Stein gefühlsmäßig lieber einem anderen Element zuordnen wollen, dann fragen Sie einfach in einer Meditation den Stein, wo er sich zugehörig fühlt. Seine Antwort stimmt in diesem Augenblick für Euer gemeinsames Leben.

Die Steine der Erde

Der *Achat* wird von alters her nach geheimen Rezepten eingefärbt. Wir finden ihn deshalb in verschiedenen Farben. Selbst die gefärbten Achate haben eine reine Schwingung.

Seine ursprünglichen Farben sind schwarz, braun und die dunklen Blautöne. Der Achat gibt Kraft und Mut, stärkt das Herz und läßt die Liebe zu unserem Körper wachsen. Er hilft uns auch unterscheiden zu lernen, wer wirklich von innen heraus ehrlich ist oder wer seine wahren Gefühle hinter einer Maske versteckt.

Er ist als Stein etwas porös und wirkt dadurch absorbierend und entgiftend.

Innerlich angewendet entgiftet er die Körperflüssigkeiten und das Gewebe. Er wirkt außerdem schützend, aufbauend und entzündungshemmend.

Der *Onyx* kommt aus Mexico und wird in China und Taiwan Achat genannt. Er wird schon seit ca. 5 000 Jahren künstlich schwarz gefärbt. Er wirkt unterstützend und ausgleichend auf Nägel, Haare und Haut. Er hilft bei der Verbesserung der Fähigkeit des Hörens und Zuhörens — auch sich selbst gegenüber. Der Onyx gilt allgemein als der Stein, der hilft, das persönliche Karma abzutragen. (Karma bedeutet ein Ungleichgewicht zwischen positiven und negativen Energien in unserem persönlichen Energieausgleich. Traditionell wird Karma verstanden als die Auflösung von in früheren Leben angesammelten negativen Energien.) Der Onyx hat noch eine weitere wichtige Eigenschaft, er hilft uns bei der Konzentration.

Der *Smaragd* gehört zur Gruppe der Berylle. Er ist der begehrteste und damit auch teuerste aus dieser Gruppe. Er gilt als Stein der Venus und ist ein sehr ausgewogener und ruhiger Stein. Er bekämpft die negativen Auswirkungen von elektrischen Apparaten und Computern, stärkt und beruhigt die Nerven, lindert Schmerzen, entspannt und verstärkt die geistige Beweglichkeit und allgemein den Ausdruck intelligenter Fähigkeiten. Er stärkt die Augen und wurde schon in der Antike als Heilstein für Augenleiden verwendet. Geschliffen wird er zur Korrektur von Sehfehlern eingesetzt. Außerdem entgiftet der Smaragd, insbesondere Leber und Galle. Er hat die Kraft, uns in eine größere Übereinstimmung mit den Naturkräften zu bringen.

Der *Rosenquarz* ist ein durch Mangan gefärbter Bergkristall. Viele schreiben ihm keinerlei Heilwirkungen zu. Aus meiner Erfahrung kann ich das nicht unterstützen. Er öffnet das Herz, läßt es weich und warm werden.
Die Schwingung des Rosenquarzes ist jedoch sehr fein. Sie unterstützt alles Neue und Beginnende. Rosenquarz stärkt unsere zarten, leicht verletzlichen Gefühle und hilft uns, unsere emotionalen Panzer und unsere abwehrenden Gefühle abzubauen. Er ist

besonders geeignet, uns in einem neu beginnenden Wandlungsprozeß zu unterstützen und diese Prozesse zu verstärken.

Obwohl der *Granat*, auch Karfunkel genannt, zu den Erdsteinen
gehört, hat er doch eine sehr starke Verbindung zum Feuer. Er
verstärkt unsere tiefen Gefühle, die positiven wie auch die negativen. Von ihm wurde im Laufe der Geschichte häufig als Schutzstein berichtet — vor allem in Zeiten großer Unruhen und Kriege.
Obwohl der Granat bei Mondfinsternis wächst, ist er trotzdem
ein warmer und kein kalter Stein. Er hat eine kubische Struktur
und trägt eine hohe Energie in sich. Er löst, wie alle Steine mit
kubischen Strukturen, energetische Blockaden, eingefahrene Vorstellungen sowie Verhaltensmuster.
Der Granat stärkt den Kreislauf, das Immunsystem sowie die Fort-
pflanzungsorgane. Alle Granate geben Energie, Kraft, Tatendrang
und Mut. Er wird auch oft mit dem Feuer der Kundalini in Verbindung gebracht. Er verstärkt tiefe Leidenschaften, die in Haß
umschlagen können, sowie tiefe Abneigungen gegen Menschen
oder Dinge.

Die Steine des Wassers

Die *Perle* ist ein Stein, der sich um einen Fremdkörper herum in
einer Muschel entwickelt. Sie steht als Symbol der Einweihung
und der damit beginnenden Veränderung, des sich Freisetzens von
alten Strukturen, Denkmustern, Erwartungen und Wünschen. Die
Perle hilft einem, sich mehr und besser im Fluß des eigenen Lebens zurechtzufinden und sich darin weiterzuentwickeln. Sie
nimmt die negativen Energien auf und wirft sie wieder auf die
Person zurück, so daß sie sich mit sich selbst auseinandersetzen
muß. Sie hilft uns, eigene Muster zu erkennen, die wir eigentlich
nicht wahrnehmen wollen. Das bedingt sich durch ihren eigenen
Entstehungsprozeß. Sie bewegt und verändert unsere verfestig-
ten alten Muster. Durch diesen oft schmerzlichen Prozeß errei-

chen wir eine höhere Ebene unseres eigenen Bewußtseins sowie das Verständnis einer höheren und tieferen Liebe zu uns selbst und damit auch zu anderen.

Die Perle wirkt auf die Körpersekretionen, das Herz und den Verstand ein. Sie steht in Verbindung mit dem Mond (das Unbewußte) und symbolisiert eine Transformation vom Unbewußten ins Bewußtsein.

Der *Mondstein* gehört zu den Feldspaten und ist ein sehr alter Stein von besonderer Bedeutung. Auch er steht in Verbindung mit dem Mond und ist mit dem weiblichen Aspekt unseres Gefühlslebens verbunden. In der indischen Kultur galt der Mondstein als heiliger Stein, der die Vereinigung des Männlichen und Weiblichen widerspiegelte. Er symbolisierte das Einssein unserer polaren Aspekte. Aus diesem Grunde wird der Mondstein als derjenige gesehen, der uns bei unserem inneren Wachstum hilft und uns auch die Kraft für das innere Wachstum gibt.

Da der Mondstein uns bei der Integration unserer Dualität hilft, hat er auch Aspekte des Elementes Äther in sich. Er verändert sich mit dem Stand des Mondes, und viele verschiedene Kulturen haben Rituale zur Anwendung dieses Steines, um seine Wirkung zu verstärken. Bei der Einteilung nach dem Yin- und Yang-Prinzip stehen die Feldspate in der Mitte. Aufgrund dieser Mittelstellung wirken sie beruhigend und ausgleichend, aber auch gleichzeitig verändernd.

Der *Aquamarin* gehört auch zu den Beryllen. Sein Name bedeutet Seewasser. Er zeigt sehr schöne Lichteffekte, als ob die Sonne auf einen See scheint. Er wird als Stein der Seher und Mystiker bezeichnet und soll Menschen mit einer reinen Seele symbolisieren. Der tief reinigende und klare Einfluß des Steines hält lange an. Er hilft uns, visionäre Klarheit zu erreichen und hat auch einen heilenden Einfluß auf die Augen, z.B. bei Kurz- und Weitsichtigkeit. Er verschafft einen klaren geistigen Blick, erweitert den Horizont und unterstützt die Fähigkeit zur Hellsichtigkeit. Er hat einen tiefen ausgleichenden Einfluß auf alle unsere Körperfunktionen. Körperlich hilft er bei allen Nervenstörungen und stabilisiert sämtliche Körperfunktionen. Er ist außerdem der beschützende Stein der Seeleute.

Bernstein gilt als Stein mit der höchsten elektromagnetischen Schwingung, da er aus verschiedenen versteinerten Pflanzensäften und Harzen besteht, in denen oft Insekten, Farne oder Blumen eingeschlossen sind. Die Kombinationen von verschiedenen Molekularstrukturen verstärkt die Energien des Bernsteins noch. Der Bernstein besteht aus einer Lebenskette von verschiedenen Lebensformen: pflanzlichen, tierischen sowie versteinerten, und spiegelt so die Kraft und Vielfältigkeit der Natur sowie der verschiedenförmigen elektrischen Ladungen wider.

Die hohe Schwingungsfrequenz des Bernsteins reinigt und klärt den gesamten Organismus. Seine intensive magnetische Ausstrahlung wirkt besonders auf das Verdauungs- und Hormonsystem ausgleichend. Er hilft bei der Stabilisierung der ersten vier Chakren.

Seine Farbfrequenz reicht von ganz hellen Gelbtönen zu dunklen Gelb-Brauntönen bis zu dunkel-violetten Rottönen. Die helleren goldenen Töne des Bernsteins verstärken und stabilisieren besonders unsere geistige Seite, während die dunkleren roten Töne verstärkend und stabilisierend auf die Reproduktionsorgane wirken.

Die Steine mit den Rottönen wirken auch auf unsere Kundalini-Energie. Der Stein wirkt besonders auf unseren Solarplexus, unser eigenes Sonnen-Zentrum. Er entspannt, verstärkt und stabilisiert dieses.

Die warmen Strahlen des Bernsteins geben Zuversicht und unterstützen freundschaftliche und familiäre Verbindungen.

Der *Türkis* symbolisiert durch seine Farbmischung grün und blau die Elemente Erde und Luft sowie den Planeten Erde und den Himmel. Er symbolisiert die Unendlichkeit in der Tiefe unserer

Seele sowie die unendlichen Möglichkeiten unseres Wachstums und unserer Erkenntnis. In vielen Kulturen spielt der Türkis eine wichtige heilige Rolle. Die Tibeter, die Ägypter sowie die Indianer verehren diesen Edelstein. In diesen Kulturen repräsentiert er die Polarität von Himmel und Erde. Er wird als Schutzstein angesehen. Die Indianer halten ihn für den Wächter über Körper und Seele. Obwohl der Türkis ein empfindlicher Stein ist, der sowohl vor Sonnenlicht als auch vor Hitze, Schweiß und Fett geschützt werden muß, gibt er Selbstvertrauen. Er verfärbt sich bei Krankheiten der Person, die ihn trägt, er zieht die negativen Schwingungen der Person auf sich und reinigt. Die russische Braut bekommt einen türkisen Stein zur Hochzeit. Er schenkt ihr Seelenfrieden und ihrem Ehemann Tatkraft und geschäftlichen Erfolg. Die Araber tragen einen Türkis in ihrem Turban. Er erfüllt ihnen ihre Wünsche. In den asiatischen Ländern gilt er als der Beschützer von Reiter und Pferd. Die Pferde tragen dort Türkise um ihren Hals. Bei den Persern steht er als Symbol der Reinheit. Der Stein kam über Persien und wahrscheinlich über die Türkei nach Europa, daher sein Name.

Der Türkis ist auch ein wundervoller Stein zur Meditation. Er spendet tiefe innere Ruhe und Zuversicht.

Die Steine des Feuers

Der *Rubin* ist ein Stein mit einer trigonalen Kristallform. Er besteht aus Tonerde (Aluminium-Oxyd). Er entstand während einer Zeit, als die Erde noch sehr in Bewegung war und sehr starke Kräfte auf sie einwirkten. Deshalb entstanden während seiner Entstehung andere Kristallgitter (Korund). Seine rote Farbe bekommt er durch die Beimengung von Chrom-Oxyd. Die braunroten Rubine haben eine stärkere Beimengung von Eisenoxyd. Sie sind teurer als Diamanten und waren in früheren Zeiten Eigentum der jeweiligen Landesherrscher. Der Rubin wirkt auf das bewußte Denken und verstärkt Intuition und Kreativität. Er hilft, unsere menschliche Liebe zu einer höheren Kraft zu entwickeln, zur Selbstlosigkeit, zur tiefen Liebe ohne Bedingungen. Er ist das Symbol des reinen Herzens und der Hingabe sowie das Symbol der Läuterung zu höheren Erkenntnissen. Er stärkt die Lebenskraft und die Lebensfreude und belebt die gesamte Zirkulation durch seine wärmende, anregende Ausstrahlung. Der Rubin enthält eine lebens- und lichtspendende Energie, die uns miternährt. Er hilft gegen Allergien, stärkt die Lunge, stillt Schmerzen und wehrt Krankheiten ab.

Die rote *Koralle* ist ein Kalzium-Karbonat, ein Meeres-Stein, ein Symbol für unsere Verwurzelung mit der Erde, dem Wasser und dem Feuer. Die Koralle wächst im Wasser, ist aber durch ihre Wurzeln tief mit der Erde verbunden. Sie erinnert uns durch ihre knochenartigen Verästelungen an unsere eigenen Knochen. Ihren Feueraspekt zeigt die Koralle in ihrer anregenden und belebenden Wirkung sowohl auf den Blutkreislauf als auch auf den ganzen Körper. Sie unterstützt Visionen, Gedankenbilder und -formen, die uns in unserem Leben tragen. Sie hilft deshalb gegen Depressionen, Mangelernährung und Lethargie. Sowohl bei den Indianern als auch bei den Tibetern gehört die Koralle zu den fünf heiligen Steinen. Sie wirkt gegen den bösen Blick sowie gegen Unfruchtbarkeit. Sie trägt die Kräfte des Meeres in sich: Flexibilität, Ausdauer, Tiefe, Stille und Bewegung. Nach Ansicht der indischen Medizin verhindert sie Unfälle und traumatische Verletzungen. Sie ist auch der Stein der Soldaten und Wettkämpfer.

Der *rote Bernstein* ist von besonders hoher Schwingung. Er wird nur in wenigen Gegenden der Welt gefunden (Mexiko). Sein rotes Farbspektrum ist besonders intensiv, und seine elektromagnetischen Schwingungen sind besonders stark. Er unterstützt den Wandlungsprozeß der Kundalini-Energie und kann uns in ganz tiefe Meditation versetzen. Er unterstützt besonders das Immunsystem und den Einfluß unserer bewußten und unbewußten Gedanken, Wünsche und Vorstellungen auf das Immunsystem. Er will mit Achtung behandelt werden und ist nicht jedem zugänglich.

Die Farben des *Turmalin* umfassen fast das gesamte Farbspektrum, vom undurchsichtigen Schwarz über die gesamte Farbskala bis zu den kristallklaren Steinen. Er wächst in hexagonalen Prismakristallen und hat eine vergleichsweise komplizierte chemische Zusammensetzung.
Er verbindet verschiedene Elemente: die Erde, das Feuer und den Äther. Die Steine der dunklen Farbschwingung verkörpern die Erde, die der mittleren das Feuer und die der hellen Farbschwingungen den Äther. Das Wesen eines Menschen ist so vielfältig und reich wie dieser Stein, es birgt alle Möglichkeiten in sich. Das beinhaltet eine hervorragende Meditationsmöglichkeit mit diesem Stein.
Die Heilkräfte des Turmalin sind ebenfalls sehr weitreichend. Man findet seine breiten Anwendungsmöglichkeiten am besten selbst heraus. Auf einige allgemeine Heilungsmöglichkeiten sei hier jedoch hingewiesen. Er reinigt den Körper, spiegelt das Unbewußte und verstärkt alle feinen Strukturen. Er ist sehr dynamisch, obwohl er das Nervensystem zur Ruhe bringen und unser Denken entspannen kann. Er befähigt uns, neue und andersartige Informationen aufzunehmen. Der Turmalin erneuert und verjüngt auf den höheren Ebenen. Er hilft, einen Ausweg aus festgefahrenen Lebenssituationen zu finden. Hellgelbe bis braune Turmaline helfen im Bereich des Solarplexus und allen damit zusammenhängenden Energien, grüne Turma-line helfen im Herzbereich und den damit zusammenhängenden Energien, die ganz hellen Turmaline öffnen uns den Weg zum Ätherbewußtsein.

Die *Vulkansteine* wie der Olivin, Obsidian und Peridot verkörpern die Elemente Feuer und Erde. Olivin, Obsidian und Peridot sind Steine, die nach einem vulkanischen Ausbruch entstehen und so schnell versteinern, daß keine Kristalle entstehen können. Es handelt sich um vulkanisches Glas oder geschmolzenes Quarz und sie bestehen hauptsächlich aus Kieselsäure, Aluminium, Kalium und Natrium. Der Obsidian wird besonders in Mexiko gefunden. Die Indianer dort benutzen ihn als Werkzeug und Waffe. Während der mexikanische Obsidian hauptsächlich schwarz ist, handelt es sich beim englischen Obsidian um eine eher bläuliche Tönung. Weißen Obsidian gibt es an der italienischen Küste — die braunen Sorten in Island sowie den USA. Der Olivin wird vorwiegend auf Lanzarote sowie den anderen Kanarischen Inseln gefunden. Die Steine haben sehr feine Schwingungen, die sich besonders für Menschen mit einem klaren Geist und für Menschen mit Voraussicht eignen. Sie unterstützen diese Eigenschaften, die ja, wie wir schon wissen, Eigenschaften des Feuers sind. Die Heilkräfte dieser Steine sind auch sehr fein und eignen sich weniger zum Heilen vom Körper als zum Heilen von Geist und Verstand. Der Olivin hilft, einen zerstreuten Geist zusammenzuhalten, er beruhigt und entspannt. Die Energieschwingungen dieser Steine werden nur von Menschen gespürt, die überdurchschnittlich sensibel sind. Der Stein wirkt auf die drei oberen Chakren und vor allem auf die Feuerenergie dieser Chakren. Diese Steine stärken insbesondere das innere und äußere Sehvermögen, sie wirken blutstillend und wundheilend.

Die Steine der Luft

Jade ist ein Stein, der auch ein breites Farbspektrum hat. Am bekanntesten sind jedoch die grünen Jadesteine. Jade spielt seit Jahrhunderten eine ganz besondere Rolle in fast allen Kulturen. Er spielt eine große Rolle in der östlichen Philosophie und ist der am meisten geschätzte Stein des Orients. In China werden dem Jade fünf Haupttugenden zugeordnet: Klarheit, Bescheidenheit, Mut, Gerechtigkeit und Weisheit. Geschäftsleute in China tragen ihn während Geschäftsverhandlungen in ihrem Ärmel, um ruhig und gelassen zu sein. Der Stein wirkt gleichzeitig durchdringend und beruhigend.

Jade weckt die verborgene Weisheit im Menschen und dringt ebenfalls bis auf die Tiefen eines Problems vor. Dadurch ist er auch ein Stein, der Erneuerungsvorgänge unterstützt und trotzdem beruhigt und entspannt. Er ist ein ausgezeichneter Meditationsstein und wirkt vor allem auf die tieferen Ebenen des Herzens. Die Jade-Energie strömt nach oben, und alle durch Jade freigesetzten Energien strömen ebenfalls nach oben und schließen sich den spirituellen Energien an. Der Stein selber nimmt keine negativen Energien auf, sondern behält seine eigene Schwingung. Er hilft bei allen Herz- und Kreislaufkrankheiten sowie bei allen nervösen Beschwerden.

Er gehört zu den härtesten Steinen und ist härter als Stahl. Er wurde in allen Jahrtausenden in allen Kulturen als Werkzeug und auch als Heilmittel verwendet.

Der *Lapislazuli* weist auch einen sehr hohen Grad an Härte auf und ist ebenso ein Stein von besonderer Feinheit und Reinheit. Die ältesten Kulturen verehrten ihn als heiligen Stein, und die Ägypter nannten ihn den Stein des Himmels. Seine besondere Fähigkeit ist, daß er das Öffnen der Chakren erleichtert. Er wirkt auch im wesentlichen auf die Gedanken, die mentalen Prozesse. Wenn man mit diesem Stein arbeitet, sieht man die Dinge wesentlich klarer als vorher. Er beruhigt den Geist, und wenn Sie in ihn hineingehen, werden Sie die tiefen, ausgleichenden Wirkungen spüren. Fragen Sie den Stein, wenn Sie in ihm sind, ob Sie mit ihm einswerden dürfen. Sie werden mit jeder Erfahrung feststellen, daß Sie sich tiefer auf die Meditation einlassen können. Lapislazuli wirkt verstärkend auf alle Schwingungen ein, die mit menschlicher und darüber hinausgehender Liebe verbunden sind. Er hilft tiefen inneren Frieden zu finden und beeinflußt vor allem das Kehlkopf-Chakra. Er wird von seinen tiefen Qualitäten her mit Gold verglichen, da man mit ihm das Gold der Seele finden kann.

Obwohl der Lapislazuli über eine sehr starke eigene Kraft verfügt, steht er doch in direkter Verbindung mit dem Menschen, der ihn trägt. Er fördert das Vorhandene, gibt aber selbst keine Energie ab. Er ist der Sonne und dem Jupiter zugeordnet und in manchen Ländern der Jungfrau Maria geweiht. Er hilft gegen Depressionen, beruhigt Schwellungen und wirkt heilend und beruhigend auf das Blut und Nervensystem. Er hat eine antiseptische Wirkung, kühlt und heilt bei Entzündungen. Bei körperlichen, emotionalen und mentalen Verspannungen und Knoten wirkt er beruhigend und entspannend. Er symbolisiert hohen Idealismus und wird als Repräsentant des absoluten Lichtes verstanden. Er verkörpert daher die Elemente Luft und Äther.

Der *Sodalith* ähnelt dem Lapislazuli, schwingt jedoch auf einer niedrigeren Ebene. Er hat keine Ätheranteile in sich, wirkt aber auch harmonisierend, vor allem im körperlichen Bereich. Er gleicht die Drüsentätigkeit aus und entspannt den Stoffwechsel. Er unterstützt die Treue zu uns selbst, zu unseren eigenen Reifungsprozessen. Er hat von all den blauen Steinen, die in alten Kulturen als heilige Steine angesehen wurden, den meisten Materieanteil in sich. Er stärkt das Selbstbewußtsein.

Auch der *Chalcedon* ist ein Stein des Luftelements. Ihm werden in verschiedenen Kulturen magische Wirkungen auf Wind und Wetter zugewiesen. Er fördert darüber hinaus Sprache, Redegewandtheit sowie die Kommunikationsfreudigkeit und wirkt vor allem bei Erkrankungen von Lunge und Atemwegen. Als Quarz gehört er zu den harten, den Yang-Steinen. Er wirkt auch stärkend auf das Immunsystem und beschleunigt den Stoffwechsel. Durch seinen sauren Charakter wirkt er entzündungshemmend und kühlend, besonders wenn er eingenommen wird.

Der *Amethyst* existiert in kristallierter Form wie auch ohne Kristallstruktur. Man nennt ihn den Stein der absoluten Macht. Vor allem die germanischen Herrscher bevorzugten ihn vor anderen Steinen. In China wird der Amethyst immer dann gemietet, wenn es darum geht, einen Rechtsprozeß zu gewinnen. Was geschieht, wenn sich beide Parteien ihren Amethyst mieten, und ob dann der gewinnt, der den größeren gemietet hat.

Der Amethyst wirkt jedenfalls gegen Schlaflosigkeit, vor allem aber gegen Bluterkrankungen sowie gegen Erkrankungen des Nervensystems. Der Amethyst beschleunigt Entwicklungen und arbeitet vor allem im Bereich der oberen Chakren. Er bringt uns mit der geistigen Welt und der mentalen Kraft unseres Unbewußten in Verbindung. Er steht für neue Ideen, Intuition und Inspiration und hilft uns, unsere täglichen Probleme kreativ und neu zu lösen. Er verstärkt das Sonnenlicht, welches durch ihn strahlt, aber auch das Mondlicht. Er hat die Kraft, molekulare Strukturen zu verändern und öffnet uns anderen Energieebenen. Der Amethyst ist ein Verwandler. Er nimmt Energie auf, leitet sie und gibt sie wieder ab.

Der *Saphir* ist ein Stein für die geistige Reinigung und Klärung. Er wirkt am stärksten von allen Steinen auf die innere Zuversicht und die Glaubenskraft. Er hilft uns, mental höhere Ideale und Ziele zu erreichen. Der Saphir steht für eine Anbindung an höhere Kräfte, höhere Absicht und Erkenntnis. Er ist ein Stein mit einem Potential, Grundlegendes zu verändern. Er hilft uns in Krisenzeiten, bei Krankheiten oder Problemen, die grundlegenden inneren Strukturen zu erkennen. Er schenkt Klarheit, tiefe Erkenntnis, Licht und Freude und vor allem das Bedürfnis weiterzugehen. Er ist besonders auf der mentalen Ebene auch ein Schutzstein. Der Saphir nimmt keine Schwingungen auf, sondern behält seine eigene Energieschwingung und gibt diese weiter. Der Saphir ist der Stein der Yogis, der Kirchenfürsten und der Heiligen. Er wirkt besonders heilend im Bereich des Kehlkopf-Chakra und stellt eine Verbindung zum Kosmos her. Aus diesem Grund hat er auch Ätheranteile in sich.

Die Steine des Äthers

Der *Bergkristall* kann sich nur dort bilden, wo er genügend Raum vorfindet, um seine für ihn typischen Strukturen wachsen zu lassen. Das Wachstum des Bergkristalles steht im Verhältnis zur Zeit. Er benötigt für sein Wachstum ausreichend Raum und Zeit und kann von daher dem Element Äther zugeordnet werden. Er ist sowohl ein neutraler Energieleiter als auch geeignet zum Fokussieren von Energie. Er nimmt Energien auf und strahlt sie an der Spitze wieder ab. Durch die Reinheit seiner Struktur und seines Materiales konzentriert er die Energie. Er ist Sender und Empfänger gleichzeitig. Er reinigt die Aura, sein Umfeld und damit auch das Umfeld des Menschen, zu dem er gehört. In manchen nordamerikanischen Indianerstämmen wird die Nabelschnur der Neugeborenen mit einem Kristall getrennt, der Schärfe des Schnittes wegen (die Verbindung zur Erde). Eine hohe Bedeutung hat der Bergkristall auch in der Kultur der Tibeter. Tibetische Mönche tragen einen Bergkristall in einem Beutel um die Hüften, die nordamerikanischen Indianer tragen ihn um den Hals.

Der Bergkristall regt die Vitalität an und symbolisiert Klarheit in unserem Leben. Er verkörpert die eigentliche Essenz der Berggesteine. Neben dem Diamanten symbolisiert er den höchsten Ausdruck des Mineralreiches. Er kann von einer solchen Klarheit sein, daß man hinter ihm liegende Gegenstände wie durch eine Glasscheibe sehen kann.

Er gibt Energie, vitalisiert und belebt gefühllose und energetisch unterversorgte Regionen. Er ist aber gleichzeitig kühlend und fiebersenkend und wirkt lindernd bei Geschwüren. Innerlich eingenommen reinigt er und unterstützt den gesamten Stoffwechsel und den Verdauungsapparat.

Wie wir schon gesehen haben, hat der *Turmalin* ein sehr weites Wirkungsspektrum und umfaßt die Bandbreite verschiedener Elemente. In seinen komplizierten Kristallstrukturen finden wir die Kreuzform, die symbolisch für den Lebensäther steht. Er ist aber

nicht nur vom Lebensäther bestimmt, sondern auch vom Wärme-
äther. Es wird davon ausgegangen, daß der Turmalin die Energien der alten Sonne enthält, die Energien der Sonne, bevor sich
Erde und Sonne trennten. Der Turmalin kommt aus Sri Lanka und
wurde dort für das Reinigen von Pfeifen verwendet, da man den
Stein elektrisch aufladen kann. Durch das Reiben mit Seide oder
Wolle oder durch Erhitzen, lädt sich der Turmalin auf. Das Ende
mit den vielen Facetten ist dann positiv und das andere Ende negativ.
Der Turmalin enthält viele verschiedene Energieformen: die Qualitäten des Kreuzes, die Wärmekraft der Rundungen, die elektrische und die aufwärtsstrebende Kraft. Darüber hinaus enthält der
Turmalin auch die Lichtkraft der sich auflösenden Dualität aufgrund seiner Integration der Elemente Erde, Feuer und Äther. Im
Mittelalter wurde er deshalb von den Alchimisten und den Rosen-
kreuzern als Christusstein bezeichnet, als Symbol des Aufsteigens
aus der Finsternis des Stofflichen ins Licht.

Fluorit ist, wie wir gesehen haben, ein noch junger Stein mit kubischen Kristallmustern. Diese Art Steine reagieren als Katalysator
in Prozessen der Transformation, vor allem, um die tiefen positiven Lebens- und Liebesenergien des Herzens zu wecken, zu fördern und ans Licht zu bringen. Wenn zerschlagen, sehen sie aus
wie doppelte Pyramiden, und diese ihre natürliche Form gibt ihnen ihre spezifischen Eigenschaften. Sie haben das Energiemuster
der Pyramiden in sich und dadurch auch deren Eigenschaften.
Fluorite sind feinstoffliche Steine, die uns in Verbindung mit kosmischen Schwingungsfrequenzen bringen. Sie haben von daher
den hohen Ätheranteil. Sie bringen uns in Kontakt mit unserer
Dualität und geben uns die Möglichkeit, diese aufzulösen. Sie lehren uns Vergebung und Verständnis, inspirieren unseren Geist,
bringen uns den kosmischen Gesetzen näher und helfen uns, daß
diese auch von anderen verstanden werden können. Wir können
über sie die Einheit von Materie, Geist und Spiritualität erleben.

Der *Opal* ist ein leicht durchscheinender Stein, der geheimnisvoll schillert. Das Farbenspiel des Opals enthält das ganze Farbspektrum — vom milchigen Weiß bis zum tiefen Schwarz. Der Stein nimmt die Negativität des Menschen auf und spiegelt sie ihm wider. Aus diesem Grunde wurde er gelegentlich als Unglücksstein bezeichnet und durfte beispielsweise am englischen und schwedischen Hofe nicht getragen werden. Der tiefere Grund ist wohl, daß er vorhandene Negativität bei demjenigen, der ihn trägt, an die Oberfläche bringt. Der Opal verkörpert das Gesetz der Wiederkehr, der Reinkarnation. Er fördert die in seinem Besitzer ruhenden Widersprüche zutage, damit diese aufgelöst werden können.

Der Opal verstärkt die schillernden Seiten in uns, ob positiv oder negativ. Da jedoch nicht jeder dazu in der Lage ist, diese Vielfältigkeit zu leben, kann der Opal nicht von jedem ohne Probleme getragen werden. Astrologisch wird der Opal dem Neptun zugeordnet. Wenn er mit Vorsicht und Bewußtsein getragen wird, erhöht er unser Selbstverständnis, Selbstbewußtsein und unseren inneren Wert, so daß wir uns mit uns selbst stärker eins fühlen können.

Der *Diamant* ist der härteste aller Steine und wird von den Wissenschaftlern als das härteste Material im Universum angesehen. Der Stein verkörpert den höchsten Ausdruck des weißen, universellen Lichtes. Er gilt als der kostbarste und kraftvollste aller Edelsteine. Er steht für höchste Klarheit, Reinheit und Erleuchtung. Er wird als der vollkommendste Stein gesehen. Seine kraftvolle Ausstrahlung gilt als universal und unvergänglich. Der Diamant besteht aus reinem Kohlenstoff und wird in allen Kulturen als äußerst einflußreich und heilig verehrt. Der Diamant ist klar, total transparent und nach allen Seiten offen. Wenn man sich auf ihn einläßt, hilft er, Voreingenommenheiten und eigenmächtige Vorstellungen zu beseitigen. Das Ziel, das der Diamant repräsentiert, ist das Bewußtsein einer ungeteilten Reinheit, die sich aus den dualen Welten gelöst hat. Regelmäßige Meditation mit den Diamanten bringt uns diesem Bewußtseinsstand jedesmal ein Stückchen näher. Fragen Sie in Ihren Meditationen vor allem auch, ob Sie schon in einigen Punkten Ähnlichkeit mit dem klaren Bewußtsein des Diamanten erlangt haben. Der Weg zu einem völlig klaren Bewußtsein ist ein sehr langwieriger Weg, für den wir viel Geduld und Selbstliebe brauchen.

Als härtester Stein zeigt uns der Diamant, was alles zu überstehen ist, um diesen Härtegrad zu erreichen. Bei Menschen, die nicht bereit sind, an ihren inneren Widersprüchen zu arbeiten, potenziert der Diamant ihre negativen Eigenschaften. Es besteht deshalb eine große Gefahr, beim Tragen des Diamanten hochmütig, arrogant und selbstgerecht zu werden. Ein ganz bekannter Diamant ist der Hope-Diamant, dessen Geschichte von Mellie Uyldert zusammengefaßt wurde:

Ludwig XVI. hatte den Hope-Diamanten von einem französischen Forschungsreisenden (geb. 1605) geschenkt bekommen. Madame de Montespan durfte ihn auf einem Hofball tragen. Dann trug ihn Marie Antoinette und überließ ihn Prinzessin Lamballe. Alle drei Frauen wurden enthauptet. Der Stein kam danach in den Besitz eines Amsterdamer Juweliers. Der Stein wurde ihm von seinem Sohn gestohlen. Der Juwelier starb in Armut. Der Sohn gab ihn an einen Herrn de Beaulieu ab und beging Selbstmord. Herr de Beaulieu verkaufte ihn nach London an einen Herrn Eliason. Er selbst verstarb mit ungeklärter Ursache am nächsten Tag. Herr Eliason verkaufte ihn später für 18 Tausend Pfund an die Hope-Familie. Ein Familienmitglied verkaufte den Diamanten dann an einen Amerikaner, der ihn später aus finanziellen Schwierigkeiten an J. Colot verkaufte, der später Selbstmord beging. Der Stein wurde dann an einen russischen Fürsten verkauft, der wiederum ermordet wurde. Danach bekam ihn ein Grieche, der den Stein an den türkischen Sultan Abdul Hamid verkaufte. Der Grieche kam kurz nach dem Verkauf bei einem Unglück ums Leben, und der Sultan verlor seinen Thron und kam nur knapp mit dem Leben davon. Ein New Yorker Juwelier, der den Hope-Diamanten vom Sultan erworben hatte, kam beim Untergang der Titanic um. Daraufhin wurde der Stein an einen Herrn McLean verkauft, dessen Sohn später tödlich verunglückte. Über die Schicksale der weiteren Besitzer konnte Frau Uyldert nichts mehr in Erfahrung bringen. Sie berichtet in diesem Zusammenhang von ähnlich dramatischen Geschichten anderer Diamanten und ihrer Besitzer.

Wir wissen, daß abgestorbene Pflanzenteile durch eine Metamorphose gehen. Aus dem Humus wird Torfmoor, daraus Braunkohle, Steinkohle, Graphit und die letzte Stufe dieser Entwicklung ist der Diamant. Diese Analogie läßt sich auf den Menschen übertragen. Der Diamant symbolisiert reinen Geist — die Endstufe dessen, was für Mineralien möglich ist. Auf den Menschen übertragen bedeutet das den Übergang in das reine Licht, in die feinstofflichen Qualitäten des erleuchteten Bewußtseins. Der Diamant kann uns ein ganz wichtiger Begleiter auf diesem Wege sein. Der Vollständigkeit halber seien hier noch zwei andere Einteilungen vorgestellt, die sich auf das Verhältnis zwischen Sternzeichen, Elementen und Edelsteinen beziehen. Die Anthroposophen gruppieren den Tierkreis und die Steine beispielsweise folgendermaßen:

Feuer:

Stier - Sardius
Zwillinge - Saphir
Krebs - Amethyst

Wasser:

Skorpion - Smaragd
Schütze - Lapislazuli
Steinbock - Onyx

Luft:

Löwe - Topas
Jungfrau - Diamant
Waage - Türkis

Erde:

Wassermann - Rubin
Fische - Achat
Widder - Jaspis

Andere Autoren ordnen die Elemente und die Steine folgendermaßen zu:

Feuer:

Löwe - Topas (goldgelbe und orangene Steine)
Widder - Jasper, Granat, Rubin (rote Steine)
Schütze - Lapislazuli (tiefblaue Steine)

Wasser:

Fische - Achat (blaue und indigofarbene Steine)
Krebs - Amethyst (hellblaue und grüne Steine)
Skorpion - Emerald (intensiv rote Steine)

Erde:

Stier - Sardius (gelbe und rote Steine)
Jungfrau - Diamant (purpurne Steine)
Steinbock - Onyx (schwarze und weiße Steine)

Luft:

Waage - Türkis (grüne bis gelbe Steine)
Zwilling - Saphir (violette Steine)
Wassermann - Aquamarin (klare blaue Steine)

Diese Zuordnung der Steine ist die gebräuchlichste, aber auch hier
gibt es unterschiedliche Zuordnungen.

Heilübungen mit Edelsteinen

Die Steine können auf bestimmte Körperteile aufgelegt werden. Man sollte sich dazu im liegenden Zustand befinden, tief durchatmen, um einen entspannten Zustand herbeizuführen. So kann man die Wirkung der Steine sehr gut wahrnehmen.

Mit den Steinen kann auch meditativ gearbeitet werden.

Nehmen Sie dazu Ihre persönliche Meditationshaltung ein. Entspannen Sie sich und visualisieren Sie den Stein vor Ihrem geistigen Auge. Schauen Sie sich an, wo sich der Stein befindet, da auch die Umgebung des Steines etwas über ihn aussagt. Sie können dann versuchen, einen Eingang in den Stein zu finden, eintreten und ihn sich von innen anschauen. Sie können ihn befragen, und er wird Ihnen antworten, sofern Sie beharrlich bleiben. Vielleicht nicht gleich beim ersten Mal, aber bald danach. Sie können ihn auch einfach fragen oder spüren, was Sie mit ihm verbindet, was Sie mit ihm gemeinsam haben. In jedem Falle findet ein Austausch mit Ihnen und der jeweiligen Qualität des Steines statt.

Bedanken Sie sich anschließend bei dem Stein und fragen Sie, was Sie als Dankeschön zurückgeben können. Auch auf dieser Ebene können wir keinen Mißbrauch betreiben, ohne dadurch zunächst einmal uns selbst, dann aber auch der Erde und ihren Energien Schaden zuzufügen.

Die Arbeit mit Edelsteinen ist eine sehr intensive Form der Meditation, in der meist ein intensiver Energieaustausch mit weitreichenden Wechselwirkungen stattfindet. Wir sollten uns den Steinen gegenüber voller Respekt verhalten und nicht leichtfertig mit ihnen umgehen.

Elemente und Götter

Alle früheren Kulturen verehrten mehrere Götter, und diese waren nach ihrer Auffassung verantwortlich für die Ereignisse in der Natur. Aus den vielen Kulturen wird die Götterkultur der Mayas hier kurz dargestellt. Ein Grund, gerade ihre Kultur hier aufzugreifen, sind die aktuellen Ereignisse in Mexiko. In den ersten Januarwochen 1994, während das Buch fertiggestellt wurde, gab es in Mexiko Indianeraufstände. Verursacht wurden sie von den Nachfahren der Mayas, einem alten Kulturstamm, der schon vor 5 000 Jahren die Sonnenfinsternis von 1989 vorausgesagt hat. Die heutigen Mayas in Mexiko leben unter extrem schlechten Bedingungen. Sie leben faktisch wie Leibeigene, und der neue Wirtschaftsvertrag zwischen Mexiko und den USA macht ihr Leben noch menschenunwürdiger und entwürdigender.

Die Kenntnis von Zahlen und Berechnungssystemen der alten Mayas gilt auch heute noch als das am weitesten entwickelte System in der Welt, das selbst unserem Dezimalsystem voraus ist. Sie waren die erste Kultur, die mit der Zahl Null arbeitete. Das Zeichen für Null bedeutete gleichermaßen Raum wie Vervollständigung und Fertigstellung. Ihr Monat umfaßte 20 Tage, und jeder Tag hatte im Namen eine Verbindung zu einem Planeten. Die Ältesten der Mayas sagten damals auch den Untergang ihrer Kultur voraus, glaubten aber, daß sie und ihr altes Wissen nach der Sonnenfinsternis von 1989 wieder ans Tageslicht treten würden, um dem Planeten bei seinem Umwandlungsprozeß zu helfen. Ihr Kalender geht von 3113 v. Chr. bis zum Jahre 2012 unserer Zeitrechnung.

Sie stellten zutreffende Berechnungen und Vorhersagen für den gesamten Zeitraum von ca. 5 000 Jahren auf. Das Jahr 2012 spielt bei den Diskussionen um das Neue Zeitalter, das Wassermann-Zeitalter, eine große Rolle.

Es wird allgemein davon ausgegangen, daß der Umwandlungs- und Anpassungsprozeß an das neue Zeitalter im Jahre 2012 abgeschlossen ist! Jose Argülles, ein mexikanischer Historiker, Poet und Maler, der an der Universität von Colorado Kunst lehrt, hat die alten Schriften der Mayas gründlich studiert und sich besonders mit ihrem Verständnis von Zeit beschäftigt. Aus seinen Büchern stammen auch die folgenden Informationen über religiösen Vorstellungen der Mayas.

Die Mayas unterschieden zwischen folgenden Göttern:

    den Göttern des Himmels,
    der Elemente,
    der Tage,
    der Hölle,
    der Kriege,
    der Zeit und der Nummern.

Alle Götter sind männlich, und die Götter des Himmels haben den höchsten Rang. Von den vielen Göttern der Elemente seien hier nur einige genannt:

Itzamna — der Sohn des Schöpfers, verantwortlich für Tag und Nacht und ein Freund der Menschen;

Chaac, Gott des Regens, verantwortlich für den Regen, Eis und Schnee und ein Freund aller anderen Götter, die für Schnee und Eis verantwortlich sind;

Yum Kax, der Gott der Landwirtschaft, verantwortlich für das Wachstum der Pflanzen und Tiere und ebenfalls ein Freund des Regengottes;

Sequia, der Gott der Trockenheit, verantwortlich für die Dürreperioden.

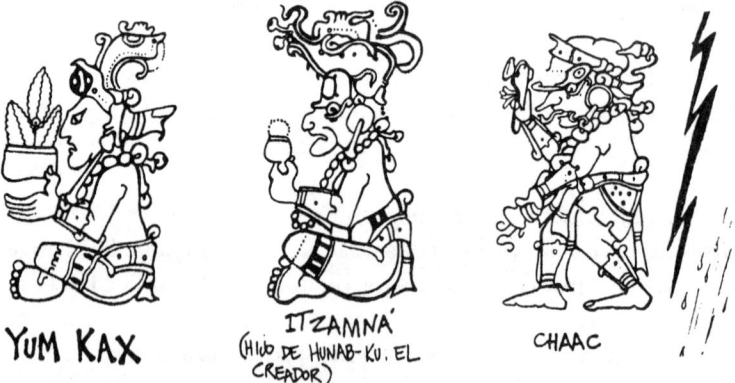

YUM KAX

ITZAMNA
(HIJO DE HUNAB-KU. EL
CREADOR)

CHAAC

Itzamna (Sohn des Schöpfers, der in der christlichen Religion
Jesus Christus entspricht), Chaac (der Gott des Regens) und
Yum Kax, der Gott der Landwirtschaft.

Sie können sich einfach mal einen Abend mit diesen Göttern beschäftigen. Nehmen Sie sich eines der Bilder vor und betrachten Sie es in Stille. Welche Assoziationen kommen Ihnen da?

Die Indianer konzentrieren sich auf Regenwolken, um es z.B. regnen zu lassen. Sie reden mit den „cloud-people", den Wolken-Menschen und achten auf alle Zeichen in der Natur ihrer unmittelbaren Umgebung. Ihr direkter Kontakt mit der Natur macht es ihnen möglich, unmittelbar mit den Naturenergien zu kommunizieren. Uns ist diese Fähigkeit leider verlorengegangen. Doch fangen Sie an, diese bei sich und in Ihrer Familie wieder zu wecken. Nehmen Sie Kontakt zu den Göttern auf und entwickeln Sie Ihre Fähigkeit, mit der Natur in Kommunikation zu treten.

Wie würden Sie sich Ihren Regen- oder Feuer- oder Wassergott vorstellen?

Malen Sie ihn. Entspannen Sie sich dabei und beschäftigen Sie sich mit der Natur und ihren Kräften. Je mehr Sie sich mit einer Sache beschäftigen, desto vertrauter werden Sie damit und desto kreativer können Sie dann mit ihr umgehen.

Die Elemente in der Musik

Wasser steht für innere und äußere Bewegung. Regen und dunkle Wolken drücken Kummer und Sorgen aus.

> I can see clearly now, the rain has gone,
> I think I can make it, now the pain has gone...
> Gone are the dark clouds that held me blind.

> Like a river flows surely to the sea, ...
> I can't help falling in love with you.

> *Ballad of Easy Rider*
> The river flows, it flows to the sea,
> wherever the river goes, that's where it wants to be.
> Flow river flow. Later your waters wash down.
> Take me from this road to some other town.
> All we wanted was to be free.

And that's the way it turned out to be.
Go river go
past a shady tree
flow river flow to the sea.

Wolken und Wind stehen für Bewegung, Sorgen, Unruhe und Gewitter; aber auch für Kommunikation ("Der Wind hat mir ein Lied erzählt."):

Blowin' in the Wind
How many roads must a man walk down before you call him a man?
How many times must a man look up before he can see the sky?
How many years can a mountain exist before it's washed into the sea?
How many seas must a white dove sail before it sleeps in the sand?
How many ears must a one man have before he can hear people cry?
How many years can some people exist before they're allowed to be free?
How many times must the cannonballs fly before they're forever banned?
How many death will it take 'till he knows that too many people have died?
How many times can a man turn his head pretending he just doesn't see?
The answer my friend is blowin' in the wind.
The answer is blowin' in the wind.

Der Regenbogen steht für ungetrübte Liebe, Glück sowie Vielfalt:

Somewhere over the rainbow.
She is a rainbow.
Wie ein Regenbogen ist die Liebe...

Feuer steht für Leidenschaft, Befreiung und Reinigung sowie Zukunftsperspektiven:

Ring of Fire
Love is a burning thing
And it makes a fiery ring
Taste of lover is sweet
when hearts like ours beat
Bound by wild desires
I fell into the ring of fires.
I fell for you like a child

Oh, but the fire went wild.
I fell into a burning ring of fire.
I went down, down, down
and the flames went higher.
And it burns, burns, burns
the ring of fire.

Auch die Erde, die Bäume und die Blumen kommen in den Texten immer mal wieder vor. Suchen Sie selbst. Die Titel und Textauszüge sind nur als Beispiele und als Anregung gedacht. In der Volks- und Heimatmusik wird in fast jedem Liedertext symbolisch auf die Elemente hingewiesen. In der Schlager- und Unterhaltungsmusik spielen die Elemente und ihre symbolische Beschreibung für Gefühle und die jeweiligen Lebenssituationen eine zentrale Rolle. Das gilt auch für die Balladen und Chansons der deutschen Liedermacher.

Auch in der klassischen Musik gibt es viele Musikstücke, die Elemente zum Thema haben. Es seien hier nur einige Beispiele genannt:

Debussy: La Mer

Haydn: Die Schöpfung

Smetana: Die Moldau

Strawinsky: Der Feuervogel

Wenn Sie beim Autofahren, Kochen oder Heimwerken im Radio darauf achten, werden Sie mit Überraschung feststellen, wie oft die Elemente in der Musik vorkommen. Achten Sie von jetzt an darauf, in welcher Form Sie die Elemente im Alltag wiederfinden.

Die Elemente im Tarot

Auch in den Tarot-Karten finden sich die Elemente wieder. Die Karten des Tarot sind in vier Gruppen unterteilt: Münzen, Kelche, Stäbe und Schwerter.

Die *Münzen* symbolisieren die Erde und das Handeln.
Die *Kelche* symbolisieren Wasser und Gefühle.
Die *Stäbe* symbolisieren Feuer und Kreativität.
Die *Schwerter* symbolisieren Luft und Gedanken.

Die Zuordnungen entsprechen den Zuordnungen im astrologischen Tierkreis, auch dort steht Wasser für Gefühle, Luft für Gedanken etc. Die Tarot-Karten sind ein wunderschönes Meditations- und Selbsterfahrungsmedium.

Man kann beispielsweise 4 oder 5 Karten ziehen, die das eigene Verhältnis zu den Elementen widerspiegeln. Legen Sie dabei bitte vorher fest, in welcher Reihenfolge Sie die Karten ziehen und konzentrieren Sie sich beim Ziehen auf das jeweilige Element.

Sie mischen die Karten und bestimmen dann, daß Sie als erste Karte Ihre Wasserkarte ziehen und legen diese mit dem Gesicht nach unten auf den Tisch. Dann konzentrieren Sie sich auf das nächste Element z.B. Feuer, ziehen Ihre Feuerkarte und legen diese auch umgekehrt auf den Tisch. Wenn Sie alle Ihre Elementenkarten gezogen haben, beginnen Sie mit der ersten, in diesem Falle für das Element Wasser, drehen sie um und meditieren dann über die Aussage dieser Karte. Wenn alle 4 bzw. 5 Karten offen liegen, schauen Sie sich noch einmal das gesamte Kartenblatt an und ziehen daraus ihre Schlußfolgerungen.

Es ist immer schwierig, eine Verbindung zwischen unserem Bewußten und unserem Unbewußten herzustellen, und das Tarot kann dazu eine wesentliche Hilfe leisten.

Der Baum als Vermittler zwischen Himmel und Erde

Bäume gehören zu den wichtigsten Rohstoffversorgern der Welt. Sie geben uns Bau- und Heizmaterial, den Rohstoff für die Papierverarbeitung und Erdöl sowie viele verschiedene Früchte und Nüsse. Die Bäume sind wichtig für die Luftreinigung. In der Photosynthese verarbeiten sie Kohlendioxyd zu Sauerstoff. Ihre Wurzeln halten das Wasser in der Erde. Sie sind natürliche Helfer gegen Überflutungen und Erosion. Sie sind die Heimat und der Nahrungslieferant für unzählige Tiere.

Die höchsten Bäume stehen in Kalifornien und sind 105 m hoch. Der breiteste Baum steht in Tule in Mexico. Er ist über 2 000 Jahre alt und sein Stamm umfaßt 50 m. Der älteste Baum der Welt steht in Nevada und ist ca. 4 600 Jahre alt.

Die Baumfamilie entwickelte sich vor ca. 400 Millionen Jahren, nachdem sich mit dem allgemeinen Pflanzenwachstum unsere mit Sauerstoff gefüllte Atmosphäre entwickeln konnte.

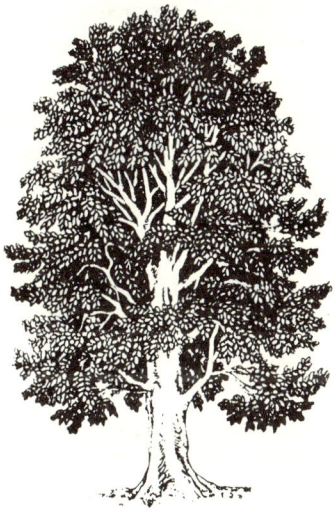

Der Baum als Symbol für Leben und Erkenntnis ist in vielen Religionen und Philosophien zu Hause und ist in vielen künstlerischen Werken sowohl schriftlich als auch bildlich dargestellt (vgl. Hieronymus Bosch und Lucas Cranach).

Er ist in allen Traditionen das Symbol für die Gesetze Gottes und die Erneuerung. Er steht für Kreation, Schönheit, Fruchtbarkeit, Größe, Gesundheit ...

Die Liste ließe sich noch unendlich weiterführen. Er symbolisiert auch das Majestätische, den Erfolg, gesundes Wachstum, Führung und Freude. In der jüdischen Tradition steht der Baum als Symbol für das Lehren; in Japan für das Männliche (während Blumen und Gras die weibliche Seite der Pflanzen symbolisieren), und in der polynesischen Mythologie entsteht der Mensch aus dem Trieb eines Baumes. Es gibt Baumgötter wie Isis, die ägyptische Göttin oder den Vegetationsgott bei den Sumerern...

In China wurden in Todesfällen für die Verstorbenen Bäume gepflanzt, um ihre Seelen auf ihrer Reise zu stärken und den Körper zu schützen.

Die Germanen und die Kelten verehrten den Baum als etwas Heiliges, als Wohnsitz der Götter. Jeder keltische Buchstabe repräsentierte eine heilige Pflanze. Es gab einen Kalender, der auf den magischen Bäumen aufgebaut war. Das Baumalphabet war die Grundlage der Druiden zu ihren tiefen Erkenntnissen über Leben und Tod.

In Deutschland wurden Äste geschnitten, um einem kranken Kind zur Gesundung zu verhelfen. Wenn das Kind starb, wurde aus der Seele ein guter, hilfreicher Klabautermann. Das Holz des Baumes wurde dann später als Schiffsmast verwendet. Noch die Generation unserer Großeltern pflanzte für jedes neugeborene Kind einen Baum.

Manche Kulturen nehmen die Nachgeburt, vergraben diese und setzen darauf für das Neugeborene einen Baum.

Die Baumfäller in Deutschland verneigten sich vor jedem Baum, zogen den Hut und baten um Vergebung, bevor sie ihn fällten.

In jeder Kultur gibt es Märchen und Gleichnisse über besondere und verehrungswürdige Bäume. Der Baum steht dabei immer als Symbol für Zuversicht und Aufrichtigkeit. Er kriecht nicht auf der Erde umher, sondern wächst aufrecht und gradlinig in den Himmel. Der Baum kann vom Blitz gespalten werden und wächst doch weiter. Er kann vom Feuer zerstört werden, und es wachsen ihm trotzdem neue Blätter. In den Wüsten von USA und Mexiko kann man Bäume sehen, die völlig abgestorben aussehen, direkt daneben einen völlig gesunden Baum in voller Blüte. Man wundert sich über die Kombination. Doch bei näherer Betrachtung sieht man, daß es sich um ein und denselben Baum handelt. Eine Hälfte ist völlig abgestorben und aus diesem abgestorbenen Teil hat sich ein neuer Sprößling entwickelt, der die ganze andere Seite voll erblühen lassen hat.

Bäume haben alles, was der Mensch braucht, um sich zu ernähren, sich zu kleiden, ihm Unterkunft zu geben und zu heizen. Daher der Name *Lebensbaum*. Je mehr sich die Abhängigkeit des Menschen auf andere Materialien zur Lebenserhaltung verlagerte, desto mehr rückte der Baum aus der äußeren Welt in die innere Welt der Bilder und der Symbole.

Die Baumkultur der Germanen und nordeuropäischen Völker ist naturgemäß völlig anders als die Baumkultur der Wüstenvölker auf der südlichen Halbkugel. Hier dominieren nicht die Wälder, sondern der Einzelbaum, die Palme, einschließlich der Dattelpalme (Arabien) sowie der Kokospalme (Südamerika). Die Palme wurde in ihren Breitengraden als besonderer Baum verehrt. Man meinte, daß der Mensch durch ihn den Sieg über den Tod und den Triumph des Lebens erfahren könnte. Die Palmbäume sind sehr lebens- und widerstandsfähig. Palmblätter dienten auch zum Schmuck bei hohen Feierlichkeiten (Christus' Einzug nach Jerusalem).

Der *Baum der Erkenntnis*, der nach biblischer Überlieferung die Unterscheidung zwischen Gut und Böse brachte, hat Verwandte auch in ganz anderen Kulturen. Im griechischen Mythos ist es der Baum *Hesperiden*, im iranischen der Baum Hom und in Indien ist es der Feigenbaum, unter dem Buddha erleuchtet wurde. Der Baum der Erkenntnis wird als Symbol der Entscheidung verstanden — zwischen göttlicher Macht und menschlicher Ohnmacht, zwischen Tod und Leben sowie zwischen ewigem Tod und ewigem Leben. Der Baum der Erkenntnis unterscheidet sich schließlich nicht wesentlich vom Baum des Lebens.

Der alttestamentarischen Überlieferung nach war das Paradies ein Platz auf der Erde, an dem es keine Not, keinen Streß und keinen Tod gab. Dort gab es einen wunderschönen Garten mit vielen Bäumen. „Von allen Bäumen des Gartens darfst Du essen, doch nicht Baum der Erkenntnis von Gut und Böse. Sobald Du davon ißt, wirst Du sterben." (Genesis 2/16) Es gab aber noch einen zweiten Baum im Paradies: den Baum des Lebens. Für seine Früchte gab es kein Verbot. Adam und Eva entschieden sich nicht für ein sorgenfreies Wohlergehen, sondern für das Wissen und Denken. Sie machten einen ersten Schritt in die Evolution. Die Kirchen machten aus dieser Entscheidung Adam's und Eva's den „Sündenfall", weil sie gegen ein Verbot verstoßen hatten. Zur Strafe wurden sie dann aus dem Paradies vertrieben. Für die von Adam und Eva begangene Sünde hatten demnach der Rest der Menschheit zu büßen.

Meine Betrachtungsweise ist die, daß sich Adam und Eva bewußt für eine Veränderung, für das Heraustreten aus der ihnen gegebenen Sicherheit in einen evolutionären Prozeß entschieden haben - ein für Adam und Eva gefährlicher Schritt, da sie die Konsequenzen nicht überblicken konnten. Eine Entscheidung, die Not, viele Entbehrungen, Gefahren und Fehler mit sich brachte, aber eine Entscheidung, die die gesamte Menschheit durch alle Tiefen und Höhen zu mehr Selbstverantwortung führen konnte.

Krankheit, Leid, Not, Angst und Tod sind nach dieser Auffassung nicht das Ergebnis einer einzulösenden Schuld, sondern gehören zu den Erfahrungs- und Wachstumsprozeßen auf diesem Weg der Selbstverwirklichung. Jede Krise auf der inneren oder äußeren Ebene birgt die Möglichkeit einer neuen Entwicklung in sich.

Unter den Symbolen der Alchimisten gibt es auch zwei Bäume, den *arbor solaris*, den Sonnenbaum sowie den *arbor lunaris*, den Mondbaum. An den Ästen dieser Bäume hängen die Planeten. Im Paradies stehen die beiden Bäume symbolisch an der Schwelle des Weges von Adam und Eva - und stehen für die Vertreibung aus dem Paradies. Sicherlich läßt sich diese Symbolik auch auf die heutige Situation übertragen. Wieder sind es die Bäume, die uns darauf aufmerksam machen, daß wir an einem Scheideweg stehen. Ihre Krankheiten machen sehr deutlich, daß wir dabei sind, nicht nur ihre Existenz zu vernichten, sondern mit ihnen unsere gesamten Lebensgrundlagen.

Die Bäume sind nicht irgendeine Pflanzenart, sondern für die Menschheit von ungeheurer Wichtigkeit. Sie haben im gewissen Sinne unsere Existenzgrundlage geschaffen und existierten schon vor 400 Millionen Jahren, lange vor den Dinosauriern. Alle alten Kulturen verstanden den Baum als Vermittler, Bindeglied zwischen Himmel und Erde. Seine Wurzeln sind fest verankert in der Erde, aber er wächst und strebt nach oben, in den Himmel, zu neuen Dimensionen. Genauso wie die Menschen.

Auch in bezug auf die Elemente hat der Baum eine besondere Bedeutung, da er sie in einzigartiger Weise verbindet. Seine Wurzeln befinden sich in der *Erde* und sammeln dort das *Wasser* und nehmen es auf. Mit Hilfe des Sonnenlichtes (Feuer) wandelt der Baum Kohlenmonoxyd um in Sauerstoff (Photosynthese) und gibt diesen an die Luft ab.

Mit der Verdrängung der Natur aus unserem täglichen Leben haben wir auch den Zugang zu den heilenden Fähigkeiten der Bäume verloren. Aus Baumwurzeln, Rinden, Blättern und den Früchten wurden Arzneimittel und Tees hergestellt. Unsere Großmütter wußten noch, zu welcher Jahreszeit man sie pflücken mußte, um sie später als Heilmittel verwenden zu können.

Das helle Grün der neuen Blätter steht für den Neuanfang und ist eine wunderschöne Meditationsfarbe, um diese Prozesse auch persönlich zu unterstützen.

In der Kabbala, der alten mystischen, theosophischen Bewegung der jüdischen Religionsgeschichte, die im Laufe der Jahrhunderte zur Geheimlehre wurde, steht der *Baum des Lebens* als wesentliches Symbol im Zentrum. Er wird als ein objektives Diagramm verstanden, das die Prinzipien des Universums wiedergibt.

Im kabbalistischen Baum des Lebens lassen sich alle Gesetze der

Welt veranschaulichen: unser Lebensplan, die Gesetze von Materie und Energie, Geld (Mammon), Zeit, Erkenntnis. Jeder Lebensbaum zeigt den Beginn, die Entwicklung und die Verbindungen zwischen den einzelnen Entwicklungsphasen des jeweiligen Themas auf. Der Mensch ist in der Kabbala eine genaue verkleinerte Widerspiegelung des Kosmos. Obwohl sich der Mensch in der materiellen Welt bewegt und sein Körper aus Atomen, Molekülen und Zellen besteht, besteht er darüber hinaus auch aus feinstofflicher Materie und hat deshalb Zugang zu bewußter Schöpfung und zu göttlichem Wissen. Im Literaturverzeichnis sind Bücher aufgeführt, die sich ausführlich mit Geschichte und Bedeutung der Kabbala beschäftigen.

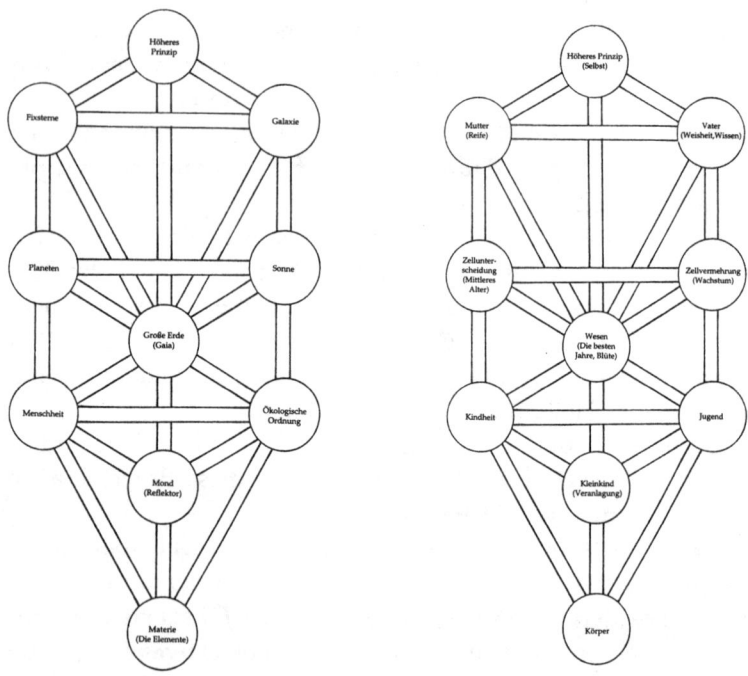

Lebensbaum: "Planet Erde" und Lebensbaum: "Geburt, Leben, Tod"

156

● *Der Lebensbaum*

Mit der folgenden Meditationsübung können Sie Ihren persönlichen Baum des Lebens erfahren:
Nehmen Sie Ihre Meditationshaltung ein, atmen Sie mehrfach tief durch und entspannen Sie sich.
Dann visualisieren Sie einen Baum. Betrachten Sie ihn gründlich, gehen Sie um ihn herum und finden Sie heraus, wo er sich befindet.
Fragen Sie den Baum, ob Sie mit ihm eins werden und in ihn hineingehen dürfen.
Wenn Sie zum Baum geworden sind, spüren Sie zunächst die Wurzeln, die Anbindung des Baumes an die Erde. Schließen Sie sich an das Wasser der Erde an, um den Baum auch von unten zu ernähren. Dehnen Sie sich in den Wurzeln aus und dehnen Sie dabei auch die Wurzeln des Baumes aus.
Konzentrieren Sie sich dann auf den Stamm. Versuchen Sie zu spüren, wo sich der Stamm in ihrem Körper befindet. Welches Ihrer Körperteile ist zum Stamm geworden? Wie fühlt sich das an? Dehnen Sie sich auch hier wieder aus und wachsen Sie. Lassen Sie sich Zeit bei dieser Erfahrung.
Widmen Sie sich dann der Krone. Spüren Sie die Krone des Baumes. Spüren Sie das Licht der Sonne, den Wind, die Vögel, die Früchte. Spüren Sie auch, was Sie nicht spüren können, was Ihnen fehlt. Spüren Sie die verschiedenen Wetter, den Wind, den Regen, die Kälte, die Sonne. Fragen Sie, was das Wetter dem Baum zu geben hat. Leben Sie mit dem Baum.
Fragen Sie ihn zum Abschluß, ob Sie ihm etwas zurückgeben und wie Sie ihm danken können.
Ihre jeweiligen Erfahrungen mit den verschiedenen Teilen des Baumes geben Ihnen Hinweise auf vorhandene Element-Defizite. Wenn der Baum z.B. kurze Wurzeln hat, nicht tief in der Erde verankert ist und kein Wasser aus dem Boden ziehen kann, deutet das auf ein Fehlen der Elemente Erde und Wasser hin. Wenn Sie

es auf den Baum nicht regnen lassen können, fehlt Ihnen ausreichende Wassernahrung. Eine kleine, schmale Krone zeigt Blockaden im Bereich Luft/Äther an und deutet Schwierigkeiten mit Lebensperspektiven an. Wenn der Stamm schmal und wackelig ist, fehlt das Element Erde, die innere Anbindung und auch der Bezug zu abstrakten Dimensionen.

Die Baum-Meditation kann Ihnen immer wieder hilfreiche Auskunft über Ihre momentane Situation geben.

Die Bedeutung der Elemente im I Ging

Das Buch der Wandlungen, das I Ging gehört zu den wichtigsten Büchern der Weltliteratur. Es spiegelt 3 000 Jahre chinesischer Geschichte, chinesischer Weisheit und Philosophie wider. Bis auf den heutigen Tag beschäftigen sich chinesische Gelehrte mit dem Inhalt und den Aussagen des I Gings. Man kann davon ausgehen, daß im I Ging das reifste und tiefste Wissen von Jahrtausenden verbreitet ist. Der Konfuzianismus sowie der Taoismus haben ihre Wurzeln im I Ging.

Die Weisheiten des I Ging sind im Yin- und Yang-Zeichen symbolisiert, das ein weißes Zeichen im schwarzen und ein schwarzes Zeichen im weißen Teil des Symbols hat. Mit diesem Symbol wird versucht, das Konzept der tieferen Lebenskräfte von Yin und Yang bildhaft darzustellen.

Im I Ging werden durch einfache Symbole, die Hexagramm genannt werden und nur aus geraden und unterbrochenen Linien bestehen, 64 verschiedene Zustände beschrieben und ausgedrückt, die das gesamte tiefe philosophische Wissen einschließen und beschreiben. Es wurde in seinen ersten Entwicklungszeiten als Orakel benutzt, heute wird es auch zur Meditation verwendet. Die gerade Linie kennzeichnet ein Ja, während die unterbrochene Linie Nein symbolisiert.

Das I Ging hilft uns, die verborgenen Informationen unseres Unbewußten ans Licht zu bringen. Es gibt uns eine Information über unsere tiefen Motivationen — und Hinweise darauf, wie wir an das Ziel unserer Wünsche gelangen. Das I Ging gibt uns außerdem Informationen über das, was wir bezüglich der Frage, die wir stellen, von der Zukunft zu erwarten haben. Ist das zu Erwartende negativ, können wir es ändern, indem wir uns auf das tiefe Wissen in unserem Unbewußten einstimmen und um Vertrauen, Liebe und Zuversicht bitten.

Wie an anderer Stelle schon erwähnt, ist das I Ging ein sehr komplexes und tiefes Medium, mit dessen Energien und Aussagen wir auf keinen Fall leichtfertig umgehen dürfen. Es ist sehr wichtig, ernsthaft und verantwortungsvoll mit seinen Symbolen und Möglichkeiten zu arbeiten.

Wir greifen uns aus den 64 Hexagrammen die für unser Thema wichtigen heraus, nämlich diejenigen, die sich mit den Elementen beschäftigen. 64 Hexagramme bilden die gesamte Grundlage des I Ging, und davon beziehen sich acht auf die Elemente in ihren verschiedenen Ausdrucksformen.

Zeichen	Name	Eigenschaft	Symbol	Familie
	Kien, Das Schöpferische	stark	Himmel	Vater
	Kun, Das Empfangende	hingebend	Erde	Mutter
	Dschen, Das Erregende	bewegend	Donner	1. Sohn
	Kan, Das Abgründige	gefährlich	Wasser	2. Sohn
	Gen, Das Stillehalten	ruhend	Berg	3. Sohn
	Sun, Das Sanfte	eindringend	Wind, Holz	1. Tochter
	Li, Das Haftende	leuchtend	Feuer	2. Tochter
	Dui, Das Heitere	fröhlich	See	3. Tochter

Himmel und *Erde* symbolisieren unser Bewußtsein und Unterbewußtsein, das männliche und weibliche Prinzip in jedem von uns. Ein Wunsch oder eine Idee, die wir haben, wird vom Unterbewußten aufgenommen und schlummert dort, bis sich im Leben eine Gelegenheit findet, daß sie in die Realität umgesetzt werden kann. Eine Analogie dazu ist der Pflaumenkern, der in den Boden eingesetzt wird und der durch die Umwandlungsprozesse im Boden dann im nächsten Frühling, wenn die Gelegenheit dazu da ist, anfängt zu keimen und zu wachsen.

Der *Donner* ist der erste Sohn oder in der Analogie die erste Idee. Er steht für unseren vorherrschenden Gedanken, unseren tiefsten Wunsch, den wir uns erfüllen möchten.

Das *Wasser* symbolisiert den zweiten Sohn und in der Analogie unsere gegenwärtige Eingeschränktheit. Wenn wir z.B. einen tiefen Wunsch haben und gleichzeitig denken, daß sich dieser nicht einlösen kann, sind das negative Gedanken. Diese müssen erst sterben, damit der erste Gedanke leben kann. Dieser negative Gedanke stirbt dann, wenn wir erkennen, daß wir in unserem Unbewußten eine unendliche Tiefe und Weisheit haben, mit der sich für alle Probleme Lösungen finden lassen.

Der *Berg*, der dritte Sohn, symbolisiert, daß wir eine innere Ruhe finden müssen, d.h. unser überaktives Gehirn ruhigstellen müssen, um an die Tiefe unseres Unbewußten zu kommen. Wir brauchen diese Ruhe auch, um uns auf die Erfüllung unseres Wunsches zu konzentrieren, in dem Wissen, daß es eine unbegrenzte Kraft gibt, mit der sich dieser Wunsch erfüllen läßt.

Die erste Tochter wird durch die Elemente *Wind* und *Holz* gleichzeitig symbolisiert. Sie steht für die Liebe und die innere Ausgeglichenheit, mit der wir uns auf unser Ideal konzentrieren sollen. Sie verkörpert die Gewißheit, daß wir in der Lage sind, unser Ziel auch zu erreichen.

Das *Feuer*, die zweite Tochter, symbolisiert, daß wir in unserer Zielsetzung beharrlich und beständig sind und uns auch zielstrebig und entschlossen bei der Durchsetzung dieses Zieles verhalten, da wir wissen, daß dem Ausdauernden Erfolg beschieden ist.

160

Der *See*, die dritte Tochter, symbolisiert das Fröhliche, die Freude und Zufriedenheit, nachdem wir unser Ziel erreicht haben.

Nachdem wir diese Stufen des Wünschens und der Realisierung durchlaufen haben, haben wir unser Unbewußtes geprägt, und wir werden es bei weiteren Ideen, Wünschen und Projekten einfacher haben. Das Leben wird klarer, erfolgreicher und zufriedenstellender verlaufen, vorausgesetzt, daß wir über unser Unbewußtes Klarheit haben. Unbewußter Neid, Eifersucht, innere Selbsttäuschungen und Selbstbetrug sind unsere eigentlichen und größten Feinde. Sie stehen positiven Entwicklungen entgegen und stellen die größten Hindernisse dar. Jeder Konflikt birgt in sich die Möglichkeit zu innerem Wachstum. Eine Person kann einen Konflikt konstruktiv oder destruktiv lösen. Eine destruktive, d.h. eine negative Lösung erscheint den meisten Menschen wesentlich einfacher als eine konstruktive Lösung, da von ihnen in diesem Fall sehr viel mehr erwartet wird. Das I Ging macht darauf aufmerksam, daß bei einer destruktiven Lösung die Reise abwärts geht, und daß dort die Dunkelheit herrscht. Die Energien, die wir in eine positive Lösung geben, führen nach oben. Dort herrscht das Licht.

Das I Ging kennt 8 Doppelzeichen, die aus einer Wiederholung zweier Grundzeichen im Hexagramm bestehen. Bei allen 8 Doppelzeichen handelt es sich um Symbole für die Elemente, auf die ich im Folgenden genauer eingehen möchte.

Der Himmel, das kreative Element, ist das erste Hexagramm, und es symbolisiert den König, den Führer, den Vater sowie das Yang-Prinzip. Bei allen Linien handelt es sich um gerade, durchgehende Linien, die große Stärke während des Tages und der Nacht symbolisieren. Dieses Hexagramm reflektiert viel Energie und spiegelt die Gewaltigkeit des Himmels wider, die alles Leben erschafft. Das Universum ist in einer ständigen Entwicklung, und der bewußte Mensch setzt sich mit den Ideen des Universums auseinander, versucht diesen Ideen entsprechend zu leben und seine eigene Entwicklung voranzutreiben.

Das Hexagramm *Himmel* ist das Fundament für alle anderen Hexagramme, da seine Stärke in den 6 ungebrochenen Linien liegt. Es symbolisiert eine Führernatur, die mit Vitalität und Kreativität Lebenssituationen konstruktiv lösen kann. Da diese Kraft nicht an bestimmte räumliche Verhältnisse gebunden ist, wird sie eher als Bewegung und fließende Kraft verstanden. Wenn diese Stärke allerdings zu intensiv angewandt wird, hat sie Arroganz und Versagen als Konsequenz. Der weise Führer weiß, wann seine Stärke angewandt werden kann, oder wann es besser ist, auf den richtigen Zeitpunkt zu warten, damit die Stärke ohne Zwang angewandt werden kann. Eine Grundlage dieser bewegenden Kraft ist auch die Zeit. Deshalb beinhaltet dieses Zeichen auch die Macht der Zeit sowie die Macht der Beharrung der Zeit, d.h. die Dauer. Dieses Symbol hat auf allen Ebenen eine doppelte Bedeutung: die makrokosmische und die Bedeutung auf der menschlichen Ebene. Aus diesem Grunde kann das Symbol dem Element Äther gleichgesetzt werden.

Das Hexgramm *Erde* steht an zweiter Stelle im I Ging. Es steht für das Aufnehmende, das Empfangende, die Erde, die Mutter sowie das Yin-Prinzip. Alle Linien sind unterbrochen und entsprechen der schattigen, weichen und rezeptiven Urkraft des Yins. Das Symbol ist aber auf keinen Fall mit Schwäche zu verwechseln.
Laotse beschrieb in seiner Philosophie des Lebens z.B., daß das Annehmen und Verstehen von anderen Konzepten Stärke übertreffen kann. Obwohl das zweite Hexagramm sich in genau den entgegengesetzten Linien symbolisiert, steht es jedoch nicht in Opposition zu ihm. Der *Himmel* ist yang und die *Erde* ist yin. Sie können nicht alleine, losgelöst voneinander bestehen. Sie gehören zusammen und sind eine Einheit. Elektrische Spannung kann nur von einem Pol zum anderen fließen und nicht nur an einem Pol existieren. Das Symbol ist deshalb das vollkommene Gegen-

stück und nicht der Gegensatz zum Symbol des Himmels. Es symbolisiert die Natur gegenüber dem Geist, die Erde gegenüber dem Himmel, das Räumliche gegenüber dem Zeitlichen sowie das Weiblich-Mütterliche gegenüber dem Männlich-Väterlichen. Auf menschliche Beziehungen übertragen symbolisiert es das Verhältnis zwischen männlich und weiblich, aber auch von Vater und Sohn. Trotzdem kann man nicht von einem Dualismus in der Symbolik sprechen, da diese Zweisamkeit in jedem Einzelnen ebenso angelegt ist wie in Beziehungen. Im menschlichen Körper symbolisiert das Hexagramm die Gedärme sowie den Solarplexus, den Sitz der tiefen Gefühle.

Das *Wasser* steht an 29. Stelle im I Ging und es symbolisiert das Unbewußte. Das Wasser bewegt sich nicht freiwillig aufwärts, sondern nur dann, wenn es seinen eigenen Level finden will oder wenn Hindernisse seinem Weg entgegenstehen. Es wird versuchen, darum herum zu fließen oder aber versuchen, dieses Hindernis zu überwinden, indem es sich erhebt und über den Level des Hindernisses ansteigt. Mit diesem Zustand haben wir im I Ging ein neues Symbol, welches für das Bewußtsein steht.

Das Hexagramm steht symbolisch auch für das Abgründige, aber für die objektive Lage, nicht für eine subjektive Gesinnung.

Das Bild spiegelt von oben kommendes Wasser wider, das sich auf der Erde bewegend niederläßt, wie in Flüssen und Meeren, und alles Leben auf der Erde veranlaßt. Auf den Menschen übertragen stellt dieses Zeichen das Herz dar, das im chinesischen Verständnis die Seele repräsentiert, die im Leib eingeschlossen ist. Die Bedeutung von Gefahr, die das Bild auch symbolisiert, ist vergleichbar mit der Situation des Wassers in einer Schlucht, aus der man, wie das Wasser selbst, nur dann herauskommt, wenn man sich richtig verhält. Das Wasser gibt das Beispiel für das rechte Verhalten in solchen Situationen. Es fließt immer weiter und füllt alle Bereiche aus, durch die es fließt. Es scheut keine Gefahr und weicht keiner gefährlichen Stelle, keinem Sturz aus. Das Wasser ist ein perfektes Beispiel dafür, daß man sich selbst treu bleiben kann. In der Analogie zum Menschen bedeutet das, daß Wahrhaftigkeit auch in schwierigen Situationen und Sich-selber-treu-Bleiben die einzig richtigen Verhaltensweisen sind. Wichtig ist es, daß man die Situation innerlich verkraftet und ihrer Herr wird, dann wird es ganz von selbst gelingen, daß dies auch auf der äußeren Ebene von Erfolg begleitet wird. Im menschlichen Körper symbolisiert das Hexagramm Wasser das Blut.

Das Symbol für *Feuer* steht an 30. Stelle im I Ging und ist das Nachfolgezeichen von dem Symbol Wasser. Ein Yin ist jeweils von 2 Yang-Elementen umgeben. Es symbolisiert Erkenntnis und innere Offenheit. Das Doppelzeichen bedeutet hier, daß das innere Feuer das äußere Feuer zur Erkenntnis und Offenheit bringt, was zu einer tiefen inneren Erleuchtung führt, eine Erleuchtung, die ständig im Wachsen begriffen ist und keine Grenzen kennt.
Das Feuer schließt das Weibliche in sich ein, was bedeutet, daß das Aktive und das Passive miteinander vereint sind. Das Bewußtsein ist klar, es kann von nichts getäuscht werden, und nichts kann es beeinflussen. Wenn das Bewußtsein aber nachlässig ist, wird es sich nicht weiter entwickeln. Das Symbol weist auch auf äußere Situationen hin, die einem ständigen Wechsel unterworfen sind. Es darf nicht vergessen werden, daß das Feuer eine starke Kraft ist, die bei Mißbrauch auch Katastrophen verursachen kann. Im Körper symbolisiert das Feuer die Lungen und das Herz.

Das Symbol *Wind* steht an 57. Stelle im I Ging und schließt das Element *Holz* mit ein. Es symbolisiert das Element *Luft*. Das Hexagramm steht für Sanftheit, Durchdringung und Beständigkeit. Das Dunkle, welches starr und unbeweglich war, wird aufgelöst durch das eindringende lichte Prinzip, dem es sich sanft unterordnet. In der Natur ist es der Wind, der die Wolken auseinanderbläst und die Klarheit des Himmels freisetzt. Beim Menschen ist es die durchdringende Klarheit des Urteils, die alle dunklen Hintergedanken vertreibt. Durch Beständigkeit und beharrlich-sanfte Eindringlichkeit werden allmähliche und unscheinbar erscheinende Wirkungen erzeugt, die aber eine tiefe Veränderungsqualität haben.

Diejenigen, die bei der Arbeit mit dem I Ging dieses Hexagramm erhalten, sollten flexibel sein und in Gemeinschaft mit anderen zusammenarbeiten. Es steht außerdem für Veränderungen im äußeren Bereich, für Reisen und das Kennenlernen neuer Situationen. Ungeduld und Unzufriedenheit mit sich selber sind zu vermeiden. Anfänge sind die ersten Riesenschritte nach vorne. Der erste eigene Schritt ist ja auch für das kleine Kind von enormer Bedeutung. Respektieren Sie sich für Ihre kleinen Schritte und behandeln Sie sich selber mit Klarheit, Festigkeit, aber freundlich und geduldig. Gehen Sie gradlinig und beständig auf Ihrem Weg weiter. Beharrlichkeit, Beständigkeit und Sanftheit führen Sie zum Ziel.

Wie schon zu Anfang angedeutet, läßt sich das I Ging auf verschiedenen Ebenen deuten und auslegen, sowohl auf der direkten menschlichen Erfahrungsebene als aber auch auf tieferen kosmischen und Bewußtseinsebenen. Das I Ging deutet an, daß es nicht so einfach ist, zwischen Imagination und Intuition zu unterscheiden, es sei denn, man hat ein tieferes Verständnis von spirituellen Dingen und man kennt seine persönlichen Wünsche und Begierden genau, oder sie existieren schon nicht mehr.

Erfahrungen mit dem I Ging

Wie schon zu Anfang angedeutet, läßt sich das I Ging auf verschiedenen Ebenen auslegen und deuten. Das I Ging gibt uns Auskunft über die einer Situation zugrundeliegenden Kräfte, sowohl aus den Unbewußten als auch aus den übersinnlichen „feinstofflichen" Sphären.

Konkret bedeutet das, daß wir das I Ging zum Beispiel auch nach unserem Verhältnis zu den Elementen befragen können. Die Frage kann z.B. lauten: „Ist mein Verhältnis zum Wasser ausgeglichen?" Das I Ging antwortet darauf nie nur mit Ja oder Nein, sondern immer darüber hinausgehend.

Sie können auch konkrete Fragen zu einer Situation stellen wie z.B.: „Halte ich bei dem Konflikt mit den Steuerbehörden zu sehr an meinen Vorstellungen fest? Müßte ich das Ganze völlig anders angehen?" Oder: „Bin ich in diesem Konflikt zu kompromißbereit? Will ich um jeden Preis ein harmonisches Ergebnis?" Oder: „Streite ich mich unnötig? Gibt es andere Wege? Sollte ich vielleicht aufgeben?" Oder: „Steht hinter dem Konflikt etwas völlig anderes? Steht dieser Konflikt nur symbolisch für einen tieferliegenden Konflikt, den ich nicht wahrhaben will?" Statt der Steuerbehörde kann es sich da um den Partner, die Eltern, die Kinder oder den Arbeitgeber handeln.

Die Antworten des I Ging werden Ihnen zeigen, in welchen Bereichen die Widersprüche liegen und welche Elemente darin verwickelt sind. Es wird Ihnen sagen, ob in der Situation Feuer, Wasser, Erde oder Luft enthalten sind und wie Sie sich verhalten sollten, um das für Sie und die gesamte Situation beste Ergebnis zu erhalten. Die Antworten des I Ging sind dabei nicht immer leicht zu verstehen. Die Bedeutungen in den Texten sind uns oft zunächst fremd. Wenn Ihnen eine Antwort nicht ganz klar ist, empfehle ich, über die jeweiligen Elemente des Hexagramms zunächst einmal zu meditieren.

Wir visualisieren das einzelne Symbol (Wasser, Feuer etc.) und stellen es uns räumlich vor in Breite, Höhe und Tiefe. Wir können die Frage nochmals an das Symbol stellen und um eine Antwort bitten. Wir haben so die Möglichkeit, ein tieferes Verständnis für die Bedeutungen der jeweiligen Hexagramme zu entwickeln.

Wenn Ihnen das schwerfällt, können Sie sich auch mit den jeweiligen Meditationsmandalas von Juan Manuel Vasquez (im nächsten Kapitel) helfen. Diese Mandalas können kopiert und entsprechend angemalt werden. Nehmen Sie dazu Ihre eigenen Farben. Nehmen Sie sich für das Ausmalen der Mandalas Zeit. Sie können dabei meditieren. Die Auswahl der Farben sagt viel über Ihre Einstellung zu den Elementen aus (vgl. meine Bücher: „Farbtherapie" und „Heilen mit Farben, Bildern und Symbolen"). Es ist nicht einfach, zwischen Imagination und Intuition zu unterscheiden, es sei denn, man hat ein tieferes Verständnis von spirituellen Dingen und kennt seine persönlichen Wünsche und Begierden genau. Das I Ging macht uns auf diese Problematik aufmerksam und bittet uns, mit Ernsthaftigkeit, Geduld und Ausdauer an unsere Widersprüche und Probleme heranzugehen. Lassen Sie sich Zeit. Stellen Sie Ihre Fragen. Meditieren Sie mit den I Ging-Symbolen und arbeiten Sie mit den Mandalas der Elemente. Sie werden zu einem tieferen Verständnis der Dinge gelangen und die Antwort von innen her erfahren.

Während eines kleineren Konfliktes, den ich innerhalb einer freundschaftlichen Situation hatte, warf ich das I Ging mit der Frage, wie sich diese für mich wichtige Freundschaft in den nächsten 2 Jahren entwickeln würde. Das I Ging antwortete mir mit dem Hexagramm 59 „Auflösung" und der sich verändernden Linie sechs auf dem vierten Platz. Das Hexagramm Huan, die Auflösung, spricht von dem Wind, der oben über das Wasser fährt, es zerstreut und es auflöst in Schaum und Dunst. Dieses Bild kann verglichen werden mit der Lebensenergie, die sich im Menschen staut und von anderen Kräften — hier vom Wind — wieder in Bewegung gebracht werden muß. Weiter fragend las ich dann die Bedeutung der Zahl Sechs auf dem vierten Platz: „Wenn man an einer Aufgabe arbeitet, die ins große Ganze geht, muß man alle Privatfreundschaften beiseite lassen. Nur wenn man über den Parteien steht, leistet man etwas Ausschlaggebendes. Wer diesen Verzicht auf das Nahe wagt, wird die Fernen gewinnen." (Wilhelm Richard: I Ging, Das Buch der Wandlungen, Köln 1956) Mir wurde klar, daß meine Erwartungshaltungen und Vorstellungen über Freundschaften und Beziehungen zu eng waren, und daß ich sie mit Hilfe des Windes erweitern und mich dadurch unabhängiger von meinen Vorstellungen machen könnte. Ich baute daraufhin den Wind in meine täglichen Meditationen ein, fegte als Sturm über die Landschaften und fühlte mich sehr schnell freier, weniger beunruhigt und insgesamt gelassener.

Die Pyramide als Symbol der fünf Elemente

Pyramiden setzen sich aus gleichschenkligen Dreiecken zusammen — in der Regel aus vier Dreiecken, die auf einem Quadrat ruhen (die fünfseitige Pyramide). Die Dreiecke bilden eine Spitze (vgl. H. Cousto, Klänge, Bilder Welten, S. 120, 166 ff).

Die Form der Pyramide sowie die heilige Zahl Sieben symbolisieren das allumgreifende Element Äther, welches unabhängig von Raum und Zeit ist. Die Sieben ist eine Zahl, die sich als Endzahl in unserer Dimension überall findet: die Tonleiter besteht aus sieben Tönen, sieben Tage hat die Woche, der Regenbogen hat sieben Farben, und sieben Erzengel stehen vor dem Throne Gottes.

Die speziellen und außergewöhnlichen Eigenschaften der Pyramide (beispielsweise Wirkungen auf das Wachstum von Pflanzen) haben schon viele Forscher beschäftigt, doch blieben sie bis heute ungeklärt.

Die Zahl Sieben setzt sich aus den Zahlen Drei und Vier zusammen. Die Drei symbolisiert die Auflösung der Dualität auf allen Ebenen, während die Zahl Vier das Zusammenspiel der vier Dimensionen symbolisert: Höhe, Tiefe, Breite, Zeit. Das heißt, in der Pyramide manifestiert sich die Auflösung der Dualität auf allen Ebenen — im Bereich der Elemente (Erde, Feuer, Wasser, Luft), aber auch in allen Dimensionen (Höhe, Tiefe, Breite und Zeit).

Auf die menschliche Ebene bezogen hat die Symbolik der Pyramide noch eine weitere Bedeutung: Sie symbolisiert die Auflösung der Dualität auf unseren persönlichen Ebenen: der körperlichen, emotionalen, geistigen und spirituellen.

Meditationen mit der Pyramide unterstützen diesen tiefen Erkenntnis- und Veränderungsprozeß in uns und damit auch in unserem direkten Energieumfeld. Die Pyramide hat aufgrund ihrer hohen Schwingungsfrequenz auch die Fähigkeit, das Raum-Zeit-Kontinuum direkt zu beeinflussen und zu verändern. Wir befinden uns, wie schon von den alten Mayas vor 3 000 Jahren vorausgesagt und von vielen Sehern heute bestätigt, in einem Umwandlungsprozeß der Zeit. Um zu überleben, wird die Erde insgesamt schneller schwingen müssen, d.h. sie muß sich von alten negativen und langsamer schwingenden Energien freisetzen. Das ist genau der Prozeß, der im Augenblick die Ursache für die Zunahme von Katastrophen ist.

Individuell muß das vom Einzelnen mitgelebt werden. Die allgemeine Zunahme von Erkrankungen insgesamt und insbesondere von Immunerkrankungen sind als „Reinigungsprozesse" zu verstehen. Die Frage ist nur, wie wir die Krankheit wahrnehmen, beurteilen und behandeln. Sind wir imstande, die Verantwortung für uns selbst — und damit auch für die Erde zu übernehmen? Oder wollen wir das Ganze lieber als persönliches Schicksal begreifen, für das andere verantwortlich gemacht werden können?

Auch auf der sozialen Ebene hat sich die Geschwindigkeit von Entwicklungen enorm beschleunigt. Die Bronze- und Eisenzeit dauerten ungefähr 2 000 Jahre. Mit der Entwicklung der Industrialisierung beschleunigten sich Entwicklungsprozesse auf etwa 100 Jahre. Heute reden die Sozialwissenschaftler von zehnjährigen Zyklen in der technologischen Entwicklung. „Die Zeit läuft uns davon." Wie oft haben wir diesen Ausspruch in den letzten Jahren schon gehört.

Die Energien der Pyramide helfen uns, an diesem Veränderungsprozeß unseres Planeten aktiv und positiv für uns und den Planeten teilzuhaben. Die Form der Pyramide und die Meditation mit ihr helfen uns, unseren gegenwärtigen Standpunkt zu erfahren und neue Lösungsmöglichkeiten zu den vorhandenen Problemen zu finden. Nehmen Sie jedes Problem als eine Herausforderung wahr, um neue Lösungsmöglichkeiten für sich und damit auch für den Planeten zu finden.

Über die Zeit

Unsere Zeitmessung ist ein menschliches Konstrukt. Sie wird traditionell in astronomisch erfaßbaren Abschnitten bestimmt. Wir kennen die Zeiteinheiten Tag, Monat und Jahr. Der Tag wurde ursprünglich definiert als die Dauer des Lichtes, obwohl viele alte Kulturen (z.B. die Germanen und die Skandinavier) die Zeitabschnitte auch in Nächten maßen. Im Englischen gibt es heute noch den Begriff „fortnight", was 14 Nächte bedeutet. In Amerika wird dieser Ausdruck nicht verstanden, dort spricht man von 2 Wochen.

Der Monat wurde durch den Ablauf der Mondphasen bestimmt, von Neumond zu Neumond. Und das Jahr wird bestimmt durch eine Umdrehung der Erde um die Sonne, und dieses Sonnenjahr hat 365 Tage. Alle diese Zeitbestimmungen werden direkt durch unsere unmittelbaren Planeten — Erde, Sonne und Mond bestimmt.

Andere Kulturen kannten jedoch andere Zeitrechnungen. Die Babylonier berechneten ihre Zeit aus einer Mischung zwischen Mond- und Sonnenjahr. Alle acht Jahre fügten sie ihrem Kalender drei weitere Monate hinzu. Die Ägypter verwendeten den Sonnenkalender, benutzten aber den Stern Sirius als Schlüssel im östlichen Himmel. Die Römer übernahmen den griechischen Kalender, und letztendlich wurden zur Zeit von Julius Cäsar die sich über die Jahre hinweg angehäuften Fehler korrigiert und der Julianische Kalender eingeführt. Das Jahr, das wir als 46 v. Chr. kennen, wurde von Cäsar das Jahr der Verwirrungen genannt und betrug 445 Tage. Der Julianische Kalender wurde mehr als 1 500 Jahre lang angewandt. Nach einigen weiteren Korrekturen hatte das Jahr dann 365 Tage. 1582 wurde der Gregorianische Kalender eingeführt. Dabei handelte es sich um einen korrigierten Julianischen Kalender. Die römisch-katholische Kirche übernahm den Gregorianischen Kalender, während die deutschen Staaten den Julianischen Kalender bis 1700 behielten. Großbritannien und seine

Kolonien übernahmen den Gregorianischen Kalender 1752. Darüber hinaus gibt es noch einen jüdischen Kalender, einen moslemischen Kalender, einen chinesischen Kalender und den Kalender der Mayas.

Der Kalender der Mayas hatte 18 Monate und 20 Tage pro Monat. Er gilt heute noch als einer der genauesten Kalender, die wir kennen. Er hatte 28 Wochen, jede Woche hatte 13 Tage und das Jahr hatte 364 Tage. Offiziell begann der Kalender 3113 v. Chr. Als die Mayas ihren Kalender entwickelten, verwendeten sie ein Netz, das aus 260 Quadraten bestand, die alle numeriert waren und mit Hilfe derer man die Bewegungen der Planeten erfassen konnte.

Der Kalender der Mayas mißt nicht nur Zeit, sondern auch Zyklen. Jose Argülles, der sich mit diesem Kalender über 30 Jahre lang beschäftigt hat, stellt zusammenfassend fest, die Berechnungsmethoden des Gregorianische Kalenders seien im Vergleich zu denen des Sonnenkalenders unnatürlich und zeigten eine eingeschränkte Orientierung auf das rein Materielle (die Erde), statt über die Erde hinauszugehen und sich auf das Universum und die Galaxien zu richten.

Der Gregorianische Kalender basiert auf einem 12/60 Berechnungsmodus, 12 Monate per Jahr und 60 Minuten per Stunde sowie 60 Sekunden per Minute. Dieser 12/60 Berechnungsmodus repräsentiert nach Argülles die dreidimensionale Zivilisation und ein Bewußtseinskonzept, welches für den Materialismus verantwortlich ist. Die Menschen nehmen die sie umgebende Welt entsprechend ihres jeweiligen Bewußtseinstandes wahr, und ihre Bewußtseinsmethoden entwickeln sich auch dementsprechend.

Der Kalender der Mayas funktioniert auf der Grundlage eines 13/20 Berechnungsmodus, bestehend aus 13 Mondmonaten und 20 als heilig verstandenen Symbolen. Die 13 Mondmonate entsprechen - so Argülles - den 13 Umdrehungen des Mondes um die Erde. Er sieht diese Berechnungsform als eine galaktische Berechnungsform an, die uns in die vierte Dimension bringen wird, d.h. zu einem weiteren galaktischen Verständnis in einem Zyklus von 52 Jahren. Im Kalender der Mayas vergehen 52 Jahre, bis der Zyklus wieder mit dem ersten heiligen Symbol beginnen kann.

Der letzte Zeitpunkt, an dem noch im alten dreidimensionalen Bewußtsein Zeit berechnet werden konnte, war der 26.7.1992. Dieser Tag wurde auch von anderen Forschern, die sich mit dem Thema *Zeit* beschäftigen, als „time shift"-Tag angesehen. An diesem Tag befanden sich fünf Planeten in exakt einer Linie, ein Naturereignis, das astronomisch extrem selten auftritt. Der Tag erhielt weltweit den Namen Hormonic Convergence II. Im Kalender der Mayas ist der Prozeß der Umstellung in die vierte Dimension 2012 abgeschlossen, und die uns zwischenzeitlich verlorengegangenen Informationen über das galaktische Bewußtsein können uns damit wieder ins Bewußtsein kommen.

Raum und Zeit sind enorm wichtige Faktoren, die heute jedoch von den meisten Menschen als irrelevant und jenseits ihrer persönlichen Kontrolle angesehen werden.

Doch die allgemein beschleunigte Entwicklung löst bei vielen Angst und Unsicherheit aus. Die Informationsüberflutung ist insgesamt so groß, daß Forscher von einer Neuordnung im Gehirn sprechen, da es die Vielfalt der Informationen ansonsten nicht mehr aufnehmen kann. Diese Entwicklungen und vor allem, wie sie aufgenommen und verarbeitet werden, haben etwas mit der Art und Weise zu tun, wie wir uns selbst im Verhältnis zum Planeten und zum Universum sehen.

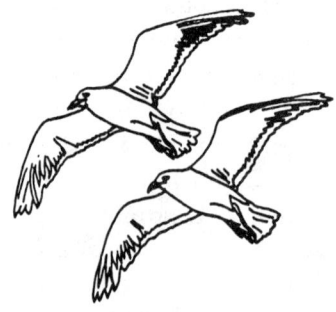

V.

MEDITATIONEN MIT DEN ELEMENTEN

Allgemeine Hinweise zu den Meditationen

Es gibt viele verschiedene Formen der Meditation und eine endlose Anzahl von Büchern, die sich mit verschiedenen Meditations- sowie Visualisationstechniken beschäftigen. Wer tiefer in das Thema einsteigen möchte, kann sich über die entsprechende Literatur weiterinformieren.

Die hier angegebenen Übungen unterscheiden sich jedoch grundsätzlich von Übungen des positiven Denkens, wo es ausschließlich um die Erfüllung von persönlichen Wünschen und um „Harmonie" geht. Alle hier angeführten Übungen sowie meine gesamte praktische Arbeit beschäftigen sich mit dem Kennenlernen und der Integration des Ganzen. Die Schwerpunkte liegen in folgenden Bereichen:

- Kennen- und Lebenlernen der eigenen Möglichkeiten und Fähigkeiten,
- Kennenlernen und Integration der eigenen Schattenseiten,
- Umsetzen des Erkannten und Erfahrenen in den Alltag.

Im Folgenden finden Sie die wesentlichsten Grundlagen zu meinen Übungen und Meditationen zusammengefaßt:

1. Finden Sie die für Sie richtige Meditationshaltung und nehmen Sie diese vor Beginn Ihrer Meditationen ein.

2. Vergessen Sie nie, vorher tief durchzuatmen, da durch das vertiefte Einatmen der ganze Körper miteinbezogen wird und sich entspannen kann.

3. Meditationen verändern unsere innere Erfahrung und damit auch das Bewußtsein.

4. Das Bewußtsein bestimmt die Erfahrung, und mit jeder Veränderung des Bewußtseins verändern sich auch unsere konkreten und unmittelbaren Erfahrungen.

5. Die sogenannte objektive Welt wird jeweils durch das persönliche Bewußtsein wahrgenommen; wie wir durch Unfallanalysen und andere Situationserfahrungen wissen, sieht, beobachtet und erfährt jeder dieselbe Situation völlig anders.

6. Jede Materie und jede Form von Leben hat zwei Seiten: die materielle und die ideelle — geistige, spirituelle.

7. Wir sind es gewohnt, die materielle Seite wahrzunehmen und richten unser Leben danach. In den Meditationen erfahren wir die immaterielle Seite.

8. Meditationen helfen uns, den anderen Teil der Wirklichkeit, den ideellen, bzw. geistigen und spirituellen Teil der Realität zu sehen und zu verstehen.

9. Wir ernähren uns auf verschiedenen Ebenen: physisch - körperlich, emotional, geistig, spirituell.

10. Meditation ist Nahrung auf allen feinstofflichen Ebenen und wirkt dadurch auch auf das Nahrungsbedürfnis der physikalischen Ebene.

11. Bedanken nicht vergessen.

Die in den folgenden Abschnitten aufgeführten Assoziationen zu den Elementen stammen von Teilnehmern aus dem Ausbildungskurs „Energietherapie". Sie sind nur als Beispiele aufgeführt.

Bevor Sie anfangen, mit einem Element zu arbeiten, machen Sie sich bitte selbst eine Liste über Ihre eigenen Assoziationen und vergleichen Sie diese dann mit der Sammlung von Nennungen aus der Energietherapie. Vielleicht umfaßt Ihr eigenes Spektrum einen größeren Radius.

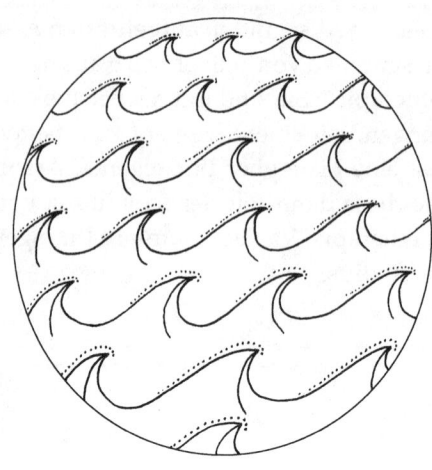

Meditationen mit dem Wasser-Element

Die Assoziationen der Energietherapiegruppe zum Thema Wasser waren:

Springbrunnen, plätschern, Angst, schwimmen, umschlossen, Tiefe, kalt, gehört nicht zu mir, Schutz, immer der gleiche Fluß — aber nie derselbe, Kälte, Schwimmen ist anstrengend, Wasser ist immer da, trinken, Verbindung zwischen Kontinenten, geschehen lassen, Einssein, nicht zu fassen, frei und gebettet, immer woanders, Quelle, nicht im Meer schwimmen wollen, Ewigkeit, Macht, man kann nicht untertauchen, Wellenrauschen, gleichermaßen kommen und gehen, Ewigkeit, duschen, Machbarkeit durch Beständigkeit, Gebirgsbach, Leben, durchsichtig, Fremdheit, annehmen, Angst zu ertrinken, nicht zu fassen, meditativ, wässrig...

Wasser war das Element, das nach der Luft am meisten mit Freiheit in Verbindung gebracht wurde, während Feuer und Erde damit gar nicht assoziiert wurden. Auf der anderen Seite mochten die meisten Personen zu gleichen Anteilen Wasser und Feuer, fühlten sich dabei den Elementen Erde und Luft gegenüber fremder.

Es folgt nun eine Reihe von Übungsvorschlägen zum Thema Wasser.

● *Wasserrauschen*

Legen Sie sich eine Kassette oder ein Musikstück mit Wasserrauschen auf (Deuter, San).
Lassen Sie Ihre Gedanken von der Musik begleiten.
Versuchen Sie sich langsam auf den Ablauf der Musik einzustellen, gehen Sie mit der Musik mit und versuchen Sie, daß das Wasserrauschen mit Ihrem Körper eins wird. Nehmen Sie das Rauschen in den Körper auf und schwingen Sie mit den Wellen mit.
Spüren Sie, wie Sie von den Wellen getragen werden.
Sie lernen bei dieser Übung Vertrauen zum Wasser zu bekommen. Sie können hier die Erfahrung machen, daß das Wasser Sie trägt und daß der Spruch „Wasser kennt keine Grenzen" unsere eigene Angst widerspiegelt bzw. nur eine Reflexion dieser Angst ist.
Falls Ihnen die Situation auch in der Meditation unheimlich wird, bleiben Sie am Rande des Wassers, dort, wo noch eine Verbindung zum Ufer besteht, so daß Sie auf keinen Fall untergehen können. Je öfter Sie diese Übung wiederholen, desto vertrauter werden Sie sowohl mit dem Wasser in der Meditation als auch mit dem realen Wasser. Die Übung wird jedesmal anders aussehen. Ihre Erfahrungen hierbei werden sich verändern, und es werden sich Ihnen neue Aspekte des Themas Wasser offenbaren.
Sie werden durch diese Übung Ihrem Unbewußten die wiederholte Information geben, daß das Wasser Sie trägt und daß in der Konsequenz der Fluß des Lebens Sie ebenfalls tragen wird.

● *Die Quelle*

Nehmen Sie wieder Ihre Meditationshaltung ein, atmen Sie mehrfach tief durch und entspannen Sie sich. Gehen Sie visuell im Wald oder auf einer Wiese spazieren, bis Sie auf eine Quelle stoßen. Setzen Sie sich neben die Quelle und lauschen Sie deren Geräuschen. Wenn Sie mit den Geräuschen und den Bewegungen des Wassers vertraut sind, setzen Sie sich visuell auf die Quelle und versuchen, das Wasser der Quelle über die Wirbelsäule hinaufzuziehen und entweder über den Kopf und die Vorderseite des Körpers abfließen oder wieder die Wirbelsäule herunterlaufen zu lassen.

Diese Übung liest sich ganz einfach, ist aber sehr schwer durchzuführen. Nur wenige können diese Übung sofort beim ersten Mal. Es fällt fast allen schwer, sich das Wasser die Wirbelsäule hinaufbewegend vorzustellen. Die Übung stützt die Wirbelsäule, macht sie beweglich, leicht und gleichzeitig stärker. Das Wasser hat eine heilende, beruhigende und gleichzeitig anregende Kraft.
Schauen Sie sich die Quelle genau an. War sie kräftig oder langsam dünn rieselnd? Die Quelle steht als Symbol für unsere eigene Lebensquelle. Wie sieht sie aus? Welchen Zugang haben wir zu ihr? Wie leicht können wir über sie verfügen? Je schwieriger es uns ist, zu dieser visualisierten Quelle Kontakt aufzunehmen und sie mit unserem Körper zu verbinden, desto schwerer fällt es uns, auch in unserem täglichen Leben zu unserer eigenen inneren Lebensquelle Kontakt aufzunehmen.
Wiederholen Sie die Übung. Bei jedem Male wird es Ihnen leichter fallen, mit der Quelle in Kontakt zu treten und Sie werden immer leichter zu Ihrer inneren Quelle Kontakt finden. Vergessen Sie nicht, sich bei den Energien für die gemachten Erfahrungen zu bedanken.

- *Der Tintenfisch*

Beim Tintenfisch handelt es sich um ein höchst sensibles und intelligentes Tier, dem Delphin vergleichbar. Er steht als Symbol sowohl für die Tiefe des Wassers als aber auch für die unendlichen Möglichkeiten des Wassers und die Fähigkeit, sich mit seinen acht Armen alles das holen zu können, was er benötigt.

Nehmen Sie Ihre Meditationshaltung ein, atmen Sie mehrfach tief durch und entspannen Sie sich.

Visualisieren Sie sich am Meer sitzend, beobachten das Ankommen und Überschlagen der Wellen, bis Sie mit dem Rhythmus der Bewegung vertraut sind.

Stehen Sie visuell auf und gehen Sie in das Wasser, so tief wie Sie hineingehen können. Wenn Sie Angst bekommen, bleiben Sie stehen, entspannen sich, ruhen sich aus und gehen danach wieder langsam tiefer in das Meer hinein.

Manche Menschen bekommen tatsächlich Angstzustände, dann bleiben Sie am Ufer des Meeres, gehen Sie zunächst nicht in die tiefsten Tiefen.

Auf dem Weg in das tiefe Wasser begegnet Ihnen ein Tintenfisch. Bleiben Sie in gebührender Entfernung stehen, betrachten Sie ihn, machen Sie ihm klar, daß Sie keine feindlichen Absichten haben. Werden Sie zu seinem Freund und spielen Sie mit ihm.

Fragen Sie nach einer Weile, ob Sie mit ihm eins werden können, ob Sie zum Tintenfisch werden können, damit Sie auch die Erfahrung des Schwimmens, des Vertrautseins mit dem Wasser machen können. Werden Sie zum Tintenfisch, probieren Sie Ihre Schwimmfähigkeiten aus und erfreuen Sie sich an Ihrer Flexibilität.

Langsam wird es Zeit zur Rückkehr. Sie sind noch immer der Tintenfisch und können sich mit Ihren acht Armen das mitnehmen, was Ihnen im Meer und am Meeresboden am besten gefällt. Greifen Sie zu, ohne groß zu überlegen.

Sie kehren dann zurück, behalten Ihre Dinge, die Sie sich genommen haben. Wenn Sie wieder zum Strand zurückkehren und wieder zu sich selber werden, bedanken Sie sich beim Tintenfisch für Ihre Erfahrung und daß Sie auch an seiner Erfahrung teilhaben durften. Sie legen dann alle Ihre Errungenschaften am Strand ab und betrachten nun als Nicht-mehr-Tintenfisch, was Sie sich da mitgebracht haben.

Ich habe diese Übung mit vielen Gruppen gemacht, und jede Person brachte sich etwas völlig anderes vom Meeresboden mit. Jedes einzelne Teil ist aber eine Reflexion unserer unbewußten Wünsche. Nun können wir uns endlich nehmen, was wir wollen. Durch diese Übung lernen wir sehr viel über unsere versteckten Wünsche. Eine ganz bewußt unabhängige Gruppenteilnehmerin brachte sich z.B. einen Mann mit an die Oberfläche. Als sie ihn am Strande abgesetzt und plötzlich begriffen hatte, was sie sich da mitgebracht hatte, packte sie ihn voller Entsetzen am Schlawittchen und schmiß ihn ins Meer zurück. Das alles geschah so im Affekt, daß sie ihre Vorgehensweise gar nicht mehr kontrollieren konnte. Sie war sehr über ihre unbewußten Wünsche erschrocken. Eine andere Gruppenteilnehmerin, die sich für sehr spirituell hielt, brachte sich ein großes Haus mit und weitere weltliche Dinge, die auf äußeren Erfolg hinwiesen. Auch hier war der Schrecken groß.

Die Übung zeigt, was uns auf einer tiefen Ebene fehlt — materielle oder meistens immaterielle Dinge wie Zuneigung, Liebe, Wärme und Anerkennung. Zu wissen und anzunehmen, was einem fehlt, ist sehr heilsam. Immer, wenn man anfängt, sich zu entschuldigen, zu rationalisieren, Erklärungen zu finden, ist das ein Zeichen für ein inneres Ausweichen.

● *Eintauchen*

Bei der ersten der hier aufgeführten Wasserübungen können wir uns schon mit den Bewegungen des Wassers vertraut machen. Weitere Übungen geben uns jedoch die Möglichkeit, uns mit verschiedenen Formen von Wasser bekannt zu machen.
Kaufen Sie sich Postkarten mit Bildern verschiedener Wasserformen (Quelle, Gebirgsbach, Sumpf, Moor, kleiner und schneller Fluß, langsam fließender und breiter Fluß, Teich, See, Meer).
Entscheiden Sie sich, welche Art von Wasserbewegung Sie näher kennenlernen wollen. Nehmen Sie dann diese Postkarte und visualisieren Sie dieses Bild vor sich. Versuchen Sie, in dieses einzu-

tauchen. Gehen Sie in das Wasser und bewegen Sie sich mit dem Wasser. Vielleicht können Sie ja zum Fisch im Wasser werden oder zu einem anderen Wassertier. Probieren Sie alles aus, was Ihnen im Augenblick möglich erscheint, und nehmen Sie sich ausreichend Zeit.

Sie können nach und nach verschiedene Wasserformationen ausprobieren. Jede Übung wird Ihnen einen völlig verschiedenen Einblick in die Bewegung und Substanz von Wasser und auch von sich selbst geben.

● *Der Wasserfall*

Nehmen Sie Ihre Meditationshaltung ein, entspannen Sie sich und atmen Sie mehrfach tief durch.

Stellen Sie sich dann eine Landschaft mit einem Wasserfall vor. Gehen Sie visuell in der Landschaft spazieren und auf den Wasserfall zu. Stellen Sie sich zunächst an den Rand des Wasserfalles und stellen Sie mit sich und Ihrer Umwelt eine Verbindung her. Versuchen Sie, sich dort zu Hause und wohlzufühlen.

Beobachten und fühlen Sie, wie es Ihnen geht, wie fühlen Sie sich so nahe am Wasserfall?

Haben Sie Angst vor dem Reißen des Falles, der Tiefe, dem Wasser? Oder freuen Sie sich an der Bewegung, der Vitalität des Ganzen und möchten gerne ein Wassertropfen sein, der mit Begeisterung an dem Geschehen teilnimmt und sich von der Bewegung, der Kraft mitreißen lassen möchte?

Auch wenn Sie Angst haben, gehen wir jetzt zum nächsten Schritt über. Versuchen Sie, sich in den Wasserfall zu begeben und mit dem Wasser herunterzufallen, -zustürzen, je nachdem, wie Ihr Wasserfall aussieht.

Falls Ihre Angst zu groß ist, lassen Sie es bleiben und wiederholen Sie die Übung immer wieder, bis Sie es eines Tages „schaffen", sich dem Tosen des Wasserfalles anzuvertrauen.

Diese Übung gibt Ihnen Auskunft über Ihr Selbstvertrauen allgemein, aber besonders bezüglich Ihres Vertrauens, sich dem Fluß des Geschehens anzuvertrauen. Sie teilt Ihnen auch mit, wie Ihre Beziehung zu Kraft, unbändiger Bewegung und Freude aussieht. Interessant ist es auch, welche Art von Wasserfall Sie sich vorgestellt haben. Wie breit, wie tief, wie tosend war er? Je kleiner, schmaler und weniger tief er ist, desto mehr Angst haben Sie vor dem Unbekannten, den Dingen, die Sie nicht kontrollieren können. Je breiter, tiefer und tosender der Wasserfall ist und je leichter Sie als Wassertropfen oder Sie selbst an dem Geschehen teilnehmen können, desto mehr Vertrauen haben Sie zu Prozessen und Geschehen und damit zum Leben insgesamt, unabhängig davon, ob Sie es kontrollieren können oder nicht. Die Übung zeigt Ihnen auch, wie leicht Sie sich auf neue, unbekannte Situationen einlassen können.

- *Die Wasserfontäne*

Nehmen Sie Ihre Meditationshaltung ein. Atmen Sie mehrmals tief aus und entspannen Sie sich.
Stellen Sie sich eine Landschaft mit einer Wasserfontäne vor. Gehen Sie dorthin und schauen Sie sich gründlich um.
Beobachten Sie die Kraft des Wassers, die Bewegung und die Richtung und lassen Sie sich dabei Zeit.
Gehen Sie direkt in die Fontäne und lassen Sie sich mit dem Wasser nach oben schleudern. Wiederholen Sie diesen Prozeß, falls möglich.

Diese Übung gibt Auskunft über Ihre Fähigkeit, zu vertrauen und die starke Energie eines zielgerichteten Prozesses zu ertragen. Sie hilft dabei, sich mit den Themen Klarheit, Kraft und Zielgerichtetheit auseinanderzusetzen.

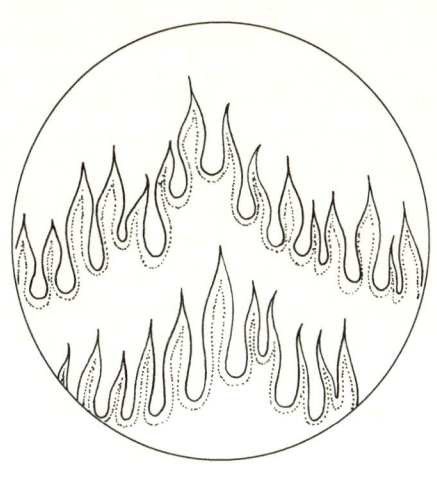

Meditationen mit dem Feuer-Element

Vor dem Element Feuer haben die meisten Menschen Angst. Wie wir aber bei der Beschreibung des Elementes Feuer gesehen haben, ist es zur Erneuerung und Veränderung, zu unserer Ernährung und als Wärmespender unerläßlich. Menschen, die in Feuer-Sternzeichen geboren sind, gelten auch als die Erneuerer und Wegbereiter. Menschen, denen in ihrer Persönlichkeit die Feuerqualität fehlt, sind in der Regel träge und antriebsarm. Durch meditative Übungen mit dem Feuer können wir den Feueranteil in uns entwickeln und verstärken, indem wir herausfinden, wo unsere Blockaden hinsichtlich der Feuerqualität liegen und lernen, damit konstruktiv und nicht einfach verneinend umzugehen. In der Energietherapiegruppe kamen zum Feuer folgende Assoziationen, wobei viele der Begriffe vielfach genannt wurden:

Energie, Hitze, Unnachgiebigkeit, Drachen, Erleuchtung, schwarz-rot-gold, Licht, Lichtfackel, rot-orange-gelb, Lava, Vulkan, Lager, Leben-Zerstörung-Leben, Phönix, Feuerschlucker, Schwert der Unterscheidung, Helligkeit, Anfang-Ende, nicht greifbar, Hunger, Feuerwerk, Nahrung, Flammen, blaue

Flammen, Feuer im Arsch = weglaufen, Wandel, Martinsfeuer, Freude, umformen, Ritual, Temperament, Kraft, loslassen, Funkenregen, verbrennen, Feuerlauf, Lebensmittelpunkt, Geduld, Vertrauen, Verdauungsstoffwechsel, Sexualität, Grenzen sprengen, Asche, Glut, Gemütlichkeit, prasseln, ungezügelte Kraft, Kahlschlag, Sommer, unaufhaltsam, Waldbrand, Tiefe, Musik, Tanz, Gefahr, stickig, Mundharmonika, Atemnot, Löschfahrzeuge, Explosion, Wärme, Ausländerfeindlichkeit, Gewalt, Haß, Ölkatastrophe, Rumpelstilzchen, Rotwein, Natur und Holz, Kinder, Leidenschaft, wichtigstes Element neben Wasser, Macht, Kerze, Gebärmutter, Klarheit, Geborgenheit, Scheiterhaufen, überall, Phantasie, Ohnmacht, Wut, Erneuerung, Wahrheit, Mimosen, Rauch, Wasser löscht Feuer, Sonne, Liebe, Pfingstflammen, Schmerz, Flucht, schmelzen, Ödland, Hausbrand, Unbändigkeit, Kochstelle, Unnachgiebigkeit, Reinigung, Strohfeuer, erbarmungslos, ansteckend, schützend, nach vorne gehen, Gemeinschaft, scharfes Essen, erkennen können, kalte Glut innen, Sternzeichen, den Weg weisen, Elementekreislauf, unheimlicher Charakter...

Zum Element Feuer gab es in der Gruppe mehr Assoziationen als zum Wasser-Element, obwohl es gerade das Element war, welches den Gruppenteilnehmern als ihnen am wenigsten vertraut erschien. Aus der Vielfalt der möglichen Übungen werden hier sechs herausgegriffen — weitere finden Sie in meinem Buch: „Heilen mit Farben, Bildern und Symbolen".

- *Lava*

Nehmen Sie Ihre Meditationshaltung ein, atmen Sie mehrfach tief durch und entspannen Sie sich.

Konzentrieren Sie sich auf Ihren Körper und auf Ihren Bauchnabel. Spüren Sie den Nabel und lassen Sie etwas aus ihrem Nabel wachsen, eine Schnur, einen Zweig, eine Wurzel, einen Energiestrahl, was immer Ihnen einfällt. Lassen Sie es in die Erde wachsen, durch den Fußboden hindurch, durch die Steine der Erde hindurch und auch durch alle anderen Erdschichten hindurch bis in den Erdkern.

Wie sieht die Verbindung aus? Können Sie mit der Lava in Kontakt treten? Können Sie sie anfassen? Versuchen Sie festzustellen, was Sie mit der Lava gemeinsam haben, welche Verbindungen zwischen Ihnen und der Lava bestehen. Lassen Sie diese Erfahrung auf sich wirken.

Bedanken Sie sich bei der Lava, gehen Sie zurück und nehmen Sie sich ausreichend Zeit, über das Erfahrene noch einmal nachzudenken.

Die Lava steht für eine tiefe Verbundenheit mit den Energien der Erde und des Feuers.

● *Die Feuermeditation*

Nehmen Sie Ihre Meditationshaltung ein, atmen Sie mehrfach tief durch und entspannen Sie sich.

Visualisieren Sie vor sich einen Feuerhaufen, eine Art Scheiterhaufen, der noch nicht angezündet ist. Stellen Sie fest, wo sich dieser Scheiterhaufen befindet. Sie gehen dann auf den Haufen zu und zünden ihn an. Treten Sie zurück und beobachten Sie, was passiert.

Nehmen Sie sich aus dem Feuerhaufen einen brennenden Zweig und gehen Sie damit spazieren. Verfolgen Sie, was Ihnen damit passiert.

Lassen Sie sich bei der Übung Zeit. Gehen Sie dann wieder mit dem brennenden Reisig zum Feuer zurück, geben Sie ihn dem Feuer zurück und versuchen Sie festzustellen, ob Sie mit dem Reisig eins werden können.

Versuchen Sie festzustellen, was das Feuer für Sie persönlich bedeutet.

Diese Meditation wird Ihnen viel über Ihr Verhältnis zum Element Feuer sagen. Sie können sich bei dieser Meditation mit dem Feuer anfreunden und ausprobieren, wie Sie auf allen Ebenen zum Feuer stehen, was für ein Verhältnis Sie zum Feuer haben. Sie können hierbei auch langsam lernen, alle Ihre Blockaden aufzugeben und mit dem Feuer Freundschaft zu schließen oder wenigstens eine gewisse Vertrautheit zu erreichen. Bedanken Sie sich anschließend für die gemachten Erfahrungen. Sie wissen ja, das Feuer steht für alle tiefen Gefühle positiver wie negativer Art. Nehmen Sie das Element ernst, es sagt sehr viel über Sie selbst aus.

- *Das Kreuz*

Nehmen Sie Ihre Meditationshaltung ein, atmen Sie mehrfach tief durch und entspannen Sie sich.

Visualisieren Sie ein Kreuz vor sich. Stellen Sie fest, aus welchem Material es ist und wie es genau aussieht. Versuchen Sie, in das Kreuz zu gehen und mit ihm eins zu werden.

Das Kreuz symbolisiert Ihr Verhältnis zu Feuer und Wasser. Der senkrechte Teil steht für Feuer und der waagerechte für Wasser. Wenn Sie die umgekehrte Erfahrung machen, lassen Sie es stehen. In manchen Ausnahmen kann das Feuer waagerecht stehen und das Wasser senkrecht.

Normalerweise kommen Feuer und Wasser nicht gut miteinander aus. Feuer läßt Wasser verdampfen, und Wasser löscht das Feuer. Auf der feinstofflichen Ebene können die beiden sich gegenseitig ergänzen und befruchten — das Feuer kann das Wasser erhitzen und umgekehrt kann auch das Wasser das Feuer unterstützen. Achten Sie bei dieser Übung auf den Schnittpunkt. Wie sieht es dort aus? Gibt es dort eine Verbindung von Feuer und Wasser? Schauen Sie in den verschiedenen Kapiteln dieses Buches nach, was Feuer und Wasser verbindet. Wie geht es Ihnen persönlich damit?

Bedanken Sie sich zum Abschluß der Übung bei den Energien.

Diese Übung gibt Ihnen ein tieferes Verständnis für die Verbindung der Elemente. Je öfter Sie diese Übung wiederholen, um so klarer werden Ihnen die inneren Verbindungen von Wasser und Feuer werden.

- *Die Sonnenmeditation*

Nehmen Sie Ihre Meditationshaltung ein, atmen Sie mehrfach tief durch und entspannen Sie sich.

Visualisieren Sie die Sonne vor sich und nehmen Sie die Sonnenenergie in sich auf. Lassen Sie diese ins Herz fließen, vom Herz dann in den Körper und immer tiefer in den Körper hinein, in die Hüften, in die Beine und in die Füße. Spüren Sie diese Energie bis in die Fußsohlen. Wenn Sie nicht ausreichend Sonnenenergie in den Körper schicken können, konzentrieren Sie sich wieder auf die Sonne und nehmen neue Energie von ihr auf. Beginnen Sie dann mit Leichtigkeit Ihren Körperweg von vorne. Nachdem der untere Teil genügend Sonnenenergie erhalten hat, konzentrieren Sie sich auf den oberen Teil und schicken Sie die Sonnenenergie dorthin, in die Schultern, in den Nacken und in den Kopf.

Mit dieser Übung schließen Sie sich an die Kraft der Sonnenenergie an. Vergessen Sie nicht, sich für diese Erfahrung zu bedanken.

- *Lavagestein*

Für alle diejenigen, denen Übungen mit dem direkten Feuer, wie mit der Sonne, den Blitzen oder dem Feuer selber zu gefährlich sind, gibt es hier eine „kleine" Feuerübung.

Nehmen Sie Ihre Meditationshaltung ein, entspannen Sie sich und atmen Sie mehrfach tief durch.

Nehmen Sie entweder einen Lavastein in die Hand, falls Sie einen haben, oder stellen sich einen Lavastein vor. Schauen Sie sich ihn genau an, suchen Sie sich dann einen Eingang und gehen Sie in den Stein hinein. Schauen Sie sich innerhalb des Steines genau um. Versuchen Sie zu spüren, wie es dem Stein „geht", wie er sich „fühlt". Lassen Sie sich Zeit.

Suchen Sie sich dann eine Stelle, an der Sie sich wohlfühlen und fragen Sie den Stein, ob sein Umwandlungsprozeß, den er durch das Feuer erfahren hat, auch für Sie eine Bedeutung hat. Fragen Sie ihn dann, welcher Umwandlungsprozeß für Sie zur Zeit ansteht und bedanken Sie sich für die gemachten Erfahrungen.

Diese Übung können Sie immer dann wiederholen, wenn Sie spüren, daß etwas in Bewegung ist, Sie sich aber diesem Prozeß hilflos ausgeliefert fühlen.
Die Energien des Steines können Ihnen helfen, diesen Prozeß zu erkennen, zu beschleunigen, evtl. auch zu verlangsamen und ihm eine Richtung zu geben.
Sie werden dann weniger Angst vor dem neuen Schritt haben und ihn leichter, klarer und bestimmter gehen können.

- *Der Blitz*

Nehmen Sie Ihre Meditationshaltung ein, entspannen Sie sich und atmen Sie tief durch.
Konzentrieren Sie sich auf den Himmel und auf die Sturm- und Gewitterwolken. Lassen Sie die gesamte Energie der Situation auf sich wirken. Stellen Sie sich vor, daß Sie ein Teil des Ganzen sind und sich deshalb auch nicht schützen müssen.
Es wird eine Weile brauchen, bis Sie wirklich mit der gesamten Natur schwingen und fühlen können. Wenn Sie mit dem Prozeß vertraut sind, konzentrieren Sie sich dann auf das Gewitter, auf den Donner.
Versuchen Sie, den Donner in Ihrem Körper zu spüren.
Wenn Ihnen auch das möglich ist und Ihnen dieses Gefühl vertraut ist, konzentrieren Sie sich auf den Blitz.
Können Sie die Energie des Blitzes spüren?
Können Sie eventuell sogar zum Blitz werden? Wie geht es Ihnen allein schon bei diesem Gedanken?
Ist es Ihnen möglich, von den Gedanken zur Tat zu schreiten?
Seien Sie mutig, probieren Sie es aus.
Werden Sie auch zum Donner.

Wie fühlen Sie sich als Donner?
Was geht in Ihnen vor?
Können Sie diese Erfahrung aushalten?

Diese Übung gibt Ihnen Auskunft darüber, wie Sie mit Ihrem Feueranteil, Ihrem aggressiven Teil in sich umgehen. Wenn Ihnen die ganze Sache zu ungeheuerlich wird, lassen Sie los und gehen nicht weiter. Aber wiederholen Sie die Übung. Sie ist sehr wichtig für ein tieferes Verständnis Ihrer ungelebten Aggressivität. Vergessen Sie nicht, sich bei den Energien zu bedanken.
Falls die Übung für Sie sehr aufregend war, legen Sie sich anschließend auf ein Segelschiff oder auf eine Wolke an einem wunderschönen Sommertag und lassen sich treiben. Erholen Sie sich dabei und reflektieren Sie über das, was Sie gerade über sich erfahren haben.

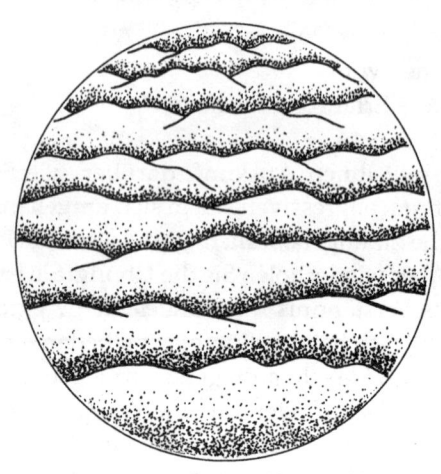

Meditationen mit dem Erd-Element

Die Erde hat eine doppelte Bedeutung: Der Begriff beinhaltet einmal den Erdboden, die Erde, in der alles wächst, und zum anderen den Planeten, die Erde. Wir assoziierten zur Erde beides, sowohl den Erdboden als Material als auch den gesamten Planeten — in folgenden Begriffen und Eigenschaften:

Fest, Zerstörung, Verlust, grün, warm, braun, bunt, rot, gelb, blau, schwarz, Jungfrau, Farbenvielfalt, Bäume, Geruch, Erde-Sonne, Verständnis, Geborgenheit, Stein, verbunden sein, Geruch, Moder, Natur, Steinbock, Pflanzen, Basis, kalt, Lebensgrundlage, Entstehung, wachsen, Schlamm, Mutter, Wehmut, Göttin, Acker, Fruchtbarkeit, Wasser-Erde, Wüste, Lehm, Vergnügen, Kies, Kohle, Kristall, blauer Planet, Sex, Gräber, Horizont, Wurzeln als Brükke zur Erde, Raupen, Würmer, der Mensch, verwurzeln, Fels, Meer, Wald, Schnecken, Berge, Reife, Sandkuchen, Wachstum, Gedeihen, Höhlen, Geduld, Weinstock, sprießen, Höhlen, geerdet sein, Materie, Feld, wüst, Erneuerung, Acker, Laub, Boden, gewaltige Naturereignisse, Treue, Mut, Trauer, Freude, Angst, Torf, Gutmütigkeit, Nahrung, Wandlung, leben, in der

Mitte sein, langsam, Rhythmus, rund, gibt Halt, Sinnesfreuden, Getreide, Brut, brauner Humus, Untergrund, Moor, Ursprung, Komposthaufen, Sandkorn, Geheimnis, schwer, Angst vor Schlangen und Würmern, Entwicklung, Sumpf, sich anbinden können, Kraftorte, Asche, Kraft, Pragmatismus, Mikrokosmos, Genuß, Füße, undurchdringlich, Flüsse, Seen, Wasser, Sirupschuhe, Tropfsteinhöhle, Verstehen, wühlen, Verbundenheit, ständige Bewegung, Nähe zur Pflanzenwelt, Maulwurfhügel, Erdkugel im Universum, Zuhause von Tieren, ausgetrocknete Erde, warmer Erdboden, ich nehme die Erde in meine Hände, Vater/Mutter als eins...

Die Teilnehmer an diesen Assoziationen stellten aufgrund des Prozesses übereinstimmend fest, sie hätten vor der Erde weniger Angst als vor den anderen Elementen. Die Erde war ihnen insgesamt vertrauter, vielleicht auch deshalb, weil sich im Planeten Erde alle anderen Elemente finden lassen. Viele der Assoziationen wiederholten sich auch. Die meisten Teilnehmer brachten mit dem Begriff der Erde das Thema Essen und Nahrung in Verbindung. Die Elemente Wasser und Luft wurden jeweils zu gleichen Anteilen mit Nahrung und Essen in Verbindung gebracht — auf das Feuer als Element der Ernährung bezog sich nur ein Teilnehmer. Aus der Vielfalt der Assoziationen werden nur einige herausgenommen, um mit diesen Begriffen und Inhalten meditativ zu arbeiten. Es läßt sich aber mit all diesen Begriffen meditieren, um sich besser an die Erde anzubinden. Folgende Begriffe sollen hier noch vertiefend vorgestellt werden: Farbenpracht, Erde-Sonne, Erde als Vater und Mutter zugleich, Geborgenheit, in der Mitte sein, Erdung und Anbindung — und schließlich die Ameisenübung.

● *Die Farbenpracht der Erde*

Bei dieser Meditation mit der Farbenpracht schließen wir uns an den äußeren und inneren Reichtum der Erde an. Das hilft uns, in Kontakt mit unserem eigenen inneren Reichtum zu gelangen und in Kontakt mit dem Gesetz der Fülle zu treten. Viele Menschen unserer Kultur haben ein ständiges Gefühl, zu kurz gekommen zu sein und rechnen von daher alle ihre „Leistungen" buchhaltermäßig auf: Dem habe ich das gegeben, dem das und dem das, und wenn nichts zurückkommt, breche ich den Kontakt ab. Diese Einstellung bezieht sich sowohl auf Beziehungen, als auch auf Freundschaften und auf das Berufsleben. Die Alternative ist nicht, nur zu geben und gar nichts zu nehmen. Aber es ist sehr wichtig, daß wir auch geben können, ohne alles aufzurechnen und daß wir auch dankend nehmen können, ohne immer gleich zurückzugeben.

Farben sind eine ganz wichtige Form von feinstofflicher Ernährung. Je öfter wir mit Farben arbeiten, desto mehr erfahren wir über die Art und Weise, wie wir uns ernähren, und desto mehr Informationen erhalten wir über die Wirklichkeiten anderer Dimensionen.

Nehmen Sie Ihre Meditationshaltung ein, atmen Sie mehrfach tief durch und visualisieren Sie vor sich eine Wiese mit vielen bunten Blumen und Vögeln. Vielleicht können Sie auch den Duft, der in diesem Bild liegt, erfahren. Gehen Sie von Blume zu Blume, von Pflanze zu Pflanze. Betrachten und spüren Sie jede einzelne Farbe. Lassen Sie dann jede einzelne Farbe und die Beschaffenheit der Blume bzw. Pflanze auf sich wirken.

Sie können die Pflanzen/Blumen auch fragen, ob Sie mit ihnen eins werden dürfen, um sie von innen her erfahren zu können.

Lassen Sie sich für diese Übung Zeit. Sie erfrischt, weil sie uns auf einer tiefen inneren energetischen Ebene ernährt und uns nicht nur den Reichtum dieser Vielfalt erfahren läßt, sondern uns auch auf unseren eigenen inneren Reichtum hinweist. Je öfter wir diese Übung wiederholen, desto intensiver schließen wir uns an den inneren Reichtum an.

Bedanken Sie sich zum Abschluß der Meditation für die gemachten Erfahrungen.

● *In der Mitte*

Wir nehmen wieder unsere Meditationshaltung ein, atmen tief durch und entspannen uns.

Dann konzentrieren wir uns auf unsere eigene innere Mitte und versuchen, diese in uns zu finden. Das ist keine leichte Übung. Lassen Sie sich Zeit. Versuchen Sie zunächst, Ihre eigene Mitte beim Sitzen zu finden, spüren Sie in Ihren Körper hinein. Wenn Sie Ihre „Sitzmitte" gefunden haben, versuchen Sie, Ihre „Stehmitte" zu finden und dann abschließend Ihre „Gehmitte". Versuchen Sie dann, Ihre verschiedenen Mitten miteinander zu verbinden.

Wenn wir unsere innere Mitte gefunden haben, stellen wir uns einen Berg vor. Wir gehen auf den Berg zu — bis hinauf zu seinem höchsten Punkt. Das ist nicht einfach, da es sich um eine andere als die uns bisher bekannte Form von Gehen handelt.

Auf dem Berg angekommen, setzen wir uns dort hin und beobachten in Ruhe die unter uns liegende Umwelt.

Können wir zu diesem Bild und mit diesem Bild sprechen?

Dann versuchen wir, einen Eingang in den Berg zu finden. Dort gehen wir hinein, bis zur inneren Mitte des Berges.

Auch hier setzen wir uns wieder in Ruhe hin und beobachten die Situation. Stellen Sie den Energien des Berges eine Frage. Geantwortet wird uns entweder in Bildern, Klängen, Worten oder inneren Wahrnehmungen.

Lassen Sie sich Zeit und vergessen Sie beim Verlassen des Berges nicht, sich zu bedanken.

● *Erdung und Anbindung*

Die folgende Übung führen Sie am besten nicht alleine durch. Sie kann zu unerwarteten emotionalen Erfahrungen führen, die Sie am besten mit jemandem teilen.

Begeben Sie sich wieder in Ihre Meditationshaltung, atmen Sie tief durch und entspannen Sie sich.

Finden Sie Ihre eigene innere Mitte und gehen Sie aus ihr heraus ein wenig spazieren. Wenn Sie sich Ihrer eigenen Mitte sicher sind, setzen Sie sich wieder ganz entspannt hin und konzentrieren Sie sich dann auf den Planeten Erde. Sehen Sie sich die Erde aus einer Distanz heraus an. Gehen Sie um den Planeten Erde herum. Lassen Sie sich Zeit.

Wenn Ihnen das Bild vertraut ist, versuchen Sie, die Mitte der Erde zu finden. Lassen Sie sich auch hier wieder Zeit.

Versuchen Sie, eine Verbindung zwischen sich und der Mitte der Erde herzustellen.

Diese Übung erdet uns und verbindet uns mit Mutter Erde. Sie gibt Sicherheit, Vertrauen und Geborgenheit und ein tiefes Verständnis für unsere Heimat, den Planeten Erde und dessen Verbindung zu uns.

Bedanken Sie sich wieder bei der Erde für ihre Mitarbeit und fragen Sie, was Sie als Dankeschön zurückgeben können.

- *Erde-Sonne*

Ohne das Licht und die Wärme der Sonne wäre kein Leben auf der Erde möglich. Eine Meditation mit der Sonne hilft uns, die Energien, die beide miteinander verbindet, besser zu verstehen, so daß wir uns auch besser an die Energien der Sonne anbinden können.

Nehmen Sie wieder Ihre Meditationshaltung ein, entspannen Sie sich und atmen Sie mehrfach tief durch. Finden Sie wieder Ihre eigene Mitte. Beobachten Sie den Planeten Erde und dann später den Planeten Sonne. Nachdem Ihnen die Energien bzw. Energiefelder der beiden Planeten beobachtungsmäßig einigermaßen vertraut sind, versuchen Sie eine Verbindungslinie zwischen diesen beiden Planeten herzustellen. Seien Sie vorsichtig und lassen Sie sich Zeit. Bedanken Sie sich für die gemachten Erfahrungen.

Sie können die Meditation noch vertiefen, indem Sie darüber hinaus auch eine Verbindungslinie zwischen sich, der Erde und der Sonne herstellen.

Die Sonnenenergie gibt uns Wärme und auch Geborgenheit auf allen Ebenen. Vor allen Dingen für diejenigen, die einen Mangel an Wärme und Liebe in ihrem Leben erfahren haben, gibt diese Übung Nahrung und „füllt auf". Diese Meditation hilft uns darüber hinaus, auf einer von uns unabhängigen Ebene ein tiefes Verständnis von den Zusammenhängen zwischen den Planeten und uns selbst zu erlangen.

● *Geborgenheit*

Nehmen Sie Ihre Meditationshaltung ein, atmen Sie mehrfach tief durch und entspannen Sie sich.
Konzentrieren Sie sich auf die Erde. Dabei kann es sich um gebirgiges Gelände handeln, um eine Wiese, um einen Acker, um alles, was sich vor Ihnen auftut.
Suchen Sie nun einen Platz in diesem Gelände, der Ihnen Sicherheit und Geborgenheit gibt. Lassen Sie sich Zeit, den für Sie richtigen Platz zu finden.
Wenn Sie den Platz gefunden haben (eine Höhle, ein Erdloch, ein Platz in der Erde...), gehen Sie dort hinein und setzen oder legen sich dort hin.
Entspannen Sie sich.
Beobachten Sie Ihre Umgebung und gehen Sie mit ihr eine Verbindung ein.
Wie fühlen Sie sich?
Warum gibt Ihnen dieser Platz Geborgenheit?
In welchen Bereichen Ihres Lebens fehlt Ihnen Geborgenheit?
Fragen Sie die Energien Ihres Platzes, wie Sie sich die Geborgenheit auch in Ihrem Alltagsleben holen können.
Spüren Sie, wo und wie Sie die Geborgenheit im Körper spüren.

Lassen Sie sich Zeit, bedanken Sie sich wieder bei den Energien und fragen Sie, was Sie als Dankeschön zurückgeben können.

- *Die Ameisen*

Nehmen Sie Ihre Meditationshaltung ein, entspannen Sie sich und atmen Sie mehrfach tief durch.

Sie sehen sich dann im Wald oder an einer Stelle, wo sich Ameisen befinden. Folgen Sie diesen Ameisen bis zu ihrem Ameisenhaufen. Betrachten Sie sich das „Gewimmel" eine Weile und tauchen Sie richtig in die Geschäftigkeit der Ameisen ein.

Werden Sie dann selber zur Ameise. Stellen Sie fest, was Sie zu tun haben. Folgen Sie den Ameisen in den Bau und erfahren Sie deren Heim in der Erde. Lassen Sie sich Zeit. Sie werden dort sehr viel lernen.

Diese Übung gibt tiefes Selbstvertrauen, daß man sich auch einem von sich selbst nicht gesteuerten Prozeß anvertrauen kann; daß Prozesse auch ohne ständige Reflektion und ständiges Hinterfragen vorangehen. Versuchen Sie etwas über die Kommunikationsform und -struktur der Ameisen zu erfahren. Sie werden sich wundern und aus dem Staunen und Lernen nicht mehr herauskommen. Viel Spaß!

Diese Übung hat eine starke Erdungsfunktion und unterstützt Ihr Vertrauen in allen Bereichen. Bedanken Sie sich (bei den Ameisen!) und fragen Sie, was Sie als Dankeschön zurückgeben können.

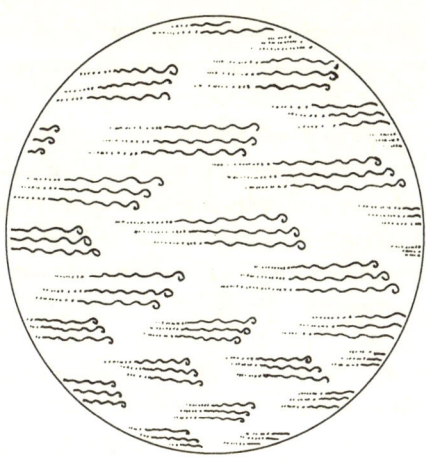

Meditationen mit dem Luft-Element

Von der Energietherapiegruppe wurde das Element Luft am häufigsten mit dem Thema Freiheit in Verbindung gebracht:

Elektromagnetische Schwingungen, Bewegung, Hauch, Leichtigkeit, Atmen, Bezug zum Element Erde, Wirbelwind, klar, alles, was lebt, atmet, liebkosen, tragen, wegpusten, spüren, spürbar, aber nicht greifbar, Schutzmantel, Vogel, immer gegenwärtig, fliegen, Dampf, Wasser, Verbindung von Geist und Materie, blau, Sonne, Feuer, Luftgeist, Molekül - Atom, Luftblasen, Luftikus, Abheben, Wärme, lebensnotwendig, Kälte, Äther, Verschmutzung, Wellen, Berge, in der Luft hängen, Luftdruck, Gas, den Boden verlieren, Schallwellen, Hören, Gegenpol zum Element Erde, unsichtbar, riechen, Gas, Blähungen, Wachstum, sterben, die Luft ist raus, farblos, Möwe, Verbindung zu anderen Elementen, Schaum, Orkan, Zellen, Stürme entwurzeln, leise und laut, Power, Farben, Seifenblasen, hell, Versprechen, Zukunft, nicht bedrohlich, wenn sie da ist, aber bedrohlich, wenn sie fehlt, Gewicht von den Schultern nehmend, Schnelligkeit, Freiheit, innen und außen, Zustandsform, Stille, sanft und gewaltig, ungestüm, nebulös, durcheinanderwirbelnd, ungebunden, durchdringend, stickige dünne Luft, unzuverlässig, Eleganz, Auflösen von Strukturen, Beklemmungen, Kraft, frische Brise, Herrscher, Macht, Weite, Musik, nach vorne streben, Unendlichkeit, Frieden, warten können, Tiefe, vergifteter Hauch, Lebendigkeit, Geistigkeit, durcheinanderwirbeln, Lebenselexier, Sehnsucht, Geduld und Ungeduld, grenzenlos, Weltraum, Tor zum Kosmos, Leben, Flügel, Selbstverständlichkeit, Wolken, Himmel, andere Welten, Sein, eintauchen, neue Perspektiven, Gewitter, Vakuum, Kommunikation, Atmosphäre, Gedanken, geistig beweglich, Lunge, streicheln, Staubsauger, Luftballon ...

Interessant ist, daß innerhalb der Gruppe die Zerstörung von Strukturen nicht als bedrohlich empfunden wird, sondern als klärend. Die Assoziationen verbinden wenig Körperliches, aber auffallend viel Leichtes/ Fliegendes mit dem Element.

Die hier genannten Übungen mit Luft, dem Wind und Wolken sind wieder nur eine kleine Auswahl aus vielen Meditationsmöglichkeiten. Weitere Übungen mit dem Element Luft finden Sie in meinem Buch: „Heilen mit Farben, Bildern und Symbolen".

- *Die Luftmeditation*

Nehmen Sie Ihre Meditationshaltung ein, atmen Sie mehrfach tief durch und entspannen Sie sich.

Visualisieren Sie einen Berg vor sich, gehen Sie ihn hinauf und setzen sich auf den Gipfel. Ruhen Sie sich dort aus und betrachten Sie Ihre Umgebung.

Visualisieren Sie dann einen Vogel, der nicht weit von Ihnen entfernt sitzt. Schauen Sie sich den Vogel an und treten Sie dann mit ihm in Kontakt. Sprechen Sie mit ihm und fragen Sie ihn nach seinem Leben.

Suchen Sie sich einen Platz, von dem aus Sie sich zutrauen zu fliegen. Fragen Sie den Vogel, ob Sie mit ihm eins werden und mit ihm fliegen können. Falls er das nicht zuläßt, versuchen Sie von einem Punkt, der Ihnen nicht so hoch erscheint, alleine zu fliegen.

Fliegen Sie nur so, daß Sie sich sicher fühlen und bleiben Sie während Ihres Flugversuches in der Atmosphäre, gehen Sie nicht in den Weltraum.

Diese Übung ist ähnlich schwer wie die Wasserübung mit dem Tintenfisch. Für diejenigen, die Angst vor dem Element Luft haben, ist die Übung mit dem Vogel sehr schwierig - wegen der Angst vor dem Fallen und vor dem totalen Absturz, nicht nur auf der Meditationsebene, sondern in allen Bereichen des Lebens.
Diese Übung dient der Stärkung des tiefen Vertrauens, des Urvertrauens. Das Einswerden mit dem Vogel und das Risiko des Fliegens ist für viele Menschen mit sehr großen Gefahren verbunden, auf die sie sich freiwillig nicht gerne einlassen. Es empfiehlt sich dann, zunächst von kleinen Höhen Flugversuche zu unternehmen und sich nach und nach in der Höhe zu steigern. Es empfiehlt sich, diese Übung nicht auszulassen, sondern das „Fliegen" tatsächlich zu versuchen. Das Fliegen steht symbolisch für die Möglichkeit, sich von festgefahrenen Situationen befreien zu können, die Fähigkeit zu entwickeln, in Perspektiven zu denken und einen Kontakt zu anderen nicht erdgebundenen Dimensionen herzustellen.
Denken Sie daran, sich nach den Übungen für die gemachten Erfahrungen zu bedanken.

● *Der Wind*

Nehmen Sie Ihre Meditationshaltung ein, atmen Sie mehrfach tief durch und entspannen Sie sich.
Suchen Sie sich einen Platz in einer Landschaft, die Ihnen spontan in den Sinn kommt.
Setzen Sie sich dort nieder und beobachten Sie die Gegend, nehmen Sie alles wahr, was sich um Sie herum bewegt, lebt, Geruch verströmt und einfach existiert.
Während Sie dort sitzen, ziehen sich über Ihnen langsam die Wol-

ken zusammen, und es braut sich ein Sturm zusammen. Spüren Sie den Wind, spüren Sie, wie er immer stärker wird. Treten Sie mit dem Wind in Kontakt und versuchen Sie mit ihm eins zu werden.

Brausen Sie dann als Wind in hoher Geschwindigkeit durch und über Ihre Landschaft.

Werden Sie schneller oder langsamer, so wie es der Wind möchte.

Wenn der Sturm beendet ist, verlassen Sie die Windqualität und kehren Sie zu sich selbst zurück.

Bedanken Sie sich bei dem Wind, daß Sie etwas über sein Leben und seine Dimension erfahren duften.

Lassen Sie sich bei der Kontemplation über diese Meditation ausreichend Zeit. Sie zeigt Ihnen, wie Sie mit sich zusammenbrauenden Gefühlen umgehen, wie Sie diese handhaben. Diese Übung hat eine reinigende Wirkung auf allen Ebenen. Sie sollten Sie regelmäßig wiederholen.

- *Die Wolkenmeditation*

Nehmen Sie wieder Ihre Meditationshaltung ein, entspannen Sie sich und atmen Sie mehrfach tief durch.

Schließen Sie Ihre Augen und stellen Sie sich den Himmel vor. Können Sie dort Wolken sehen?

Spüren Sie den Wolken nach und treiben Sie mit ihnen.

Wenn Sie sich völlig entspannt haben, setzen Sie sich auf eine der Wolken und reisen mit ihr. Beobachten Sie alles, was Sie unter und über Ihnen wahrnehmen können.

Mit dieser Übung lernen Sie, sich völlig zu entspannen, sich einem „unsicheren" Boden anzuvertrauen, sich Zeit zu lassen, geduldig und gelassen zu werden. Die Übung sieht so leicht aus, ist aber in Wirklichkeit sehr schwer. Sich treiben zu lassen, und dann noch von einem anderen Element, ist sehr schwierig. Bei den Wasserübungen kann man wenigstens selber etwas tun, man kann schwimmen. Hier kann man nur ruhig sitzen und beobachten, die Dinge an sich vorbeiziehen lassen. Sie werden erfahren, daß sich Situationen oft von selber lösen, wenn man ihnen Zeit und Geduld gibt.

Diese Übung ist auch wunderschön, um sich von einer konfliktreichen Situation zurückzuziehen und die Dinge von einer anderen Perspektive sehen zu lernen. Vorsicht jedoch bei denjenigen, die diese Übung als Flucht benutzen, um nicht handeln zu müssen. Diejenigen arbeiten dann besser mit dem Feuer, damit sie sich auf einer tiefen Ebene mit dem Handeln auseinandersetzen.

Wenn Sie mit den Wolken vertraut geworden sind, schauen Sie sich andere Wolken an, schneller treibende, Sturmwolken sowie Gewitterwolken — zu den Gewitterwolken gibt es eine spezielle Übung im Abschnitt zum Element Feuer.

Denken Sie daran, sich bei den Wolken für die gemachten Erfahrungen zu bedanken und zu fragen, was Sie als Dankeschön zurückgeben können.

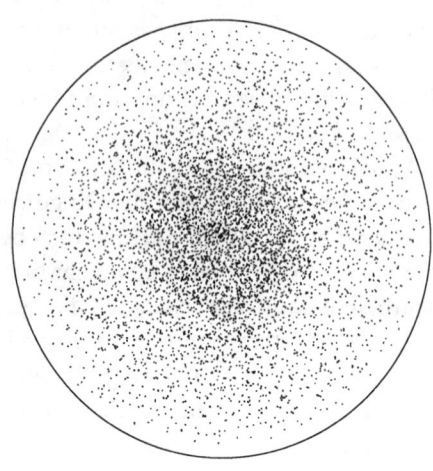

Meditationen mit dem Äther-Element

Mit dem Element Äther sind die wenigsten Menschen vertraut. In der Energietherapiegruppe wurden Luft und Äther oft gleichgesetzt und verwechselt.

Meditationen mit dem Element Äther helfen uns bei einer Anbindung an kosmische Energien und bei einer Veränderung unserer persönlichen Zeitfrequenz.

● *Die Pyramidenmeditation*

Nehmen Sie Ihre Meditationshaltung ein, atmen Sie mehrfach tief durch und entspannen Sie sich.

Visualisieren Sie eine Pyramide vor sich und beobachten Sie, wo genau sich die Pyramide befindet. Schauen Sie nach, ob es sich um eine drei-, vier- oder fünfseitige Pyramide handelt.

Finden Sie einen Eingang in die Pyramide. Gehen Sie hinein und schauen Sie sich drinnen gründlich um.

Was finden Sie dort vor?

Viele kleine Räume, eine große Halle, Treppen? Gehen Sie in der Pyramide spazieren und stellen Sie sich in die Mitte der Pyramide genau unterhalb ihrer Spitze.

Ziehen Sie eine Energieverbindung von der Spitze der Pyramide durch Ihren Körper.

Versuchen Sie diese Energie in Ihrem ganzen Körper zu spüren.

Spüren Sie dieser Energie nach bis in die Spitze der Pyramide und versuchen Sie, diese Energie weiterzuverfolgen, so weit wie möglich. Versuchen Sie sich mit dieser Energie an das Universum anzuschließen.

Bedanken Sie sich bei der Pyramide und fragen Sie, was Sie als Dankeschön zurückgeben können.

Die Anbindung an das Universum hilft Ihnen, sich von unserer dualen materiellen Struktur anderen galaktischen Dimensionen und Bewußtseinsstrukturen anzuschließen.

Die Anzahl der Pyramidenseiten sagt etwas über die Viel-schichtigkeit Ihres derzeitigen Bewußtseinsstandes aus. Dreiseitige Pyramiden weisen auf die Integration von drei Bewußt-seinsebenen hin, während vier- oder fünfseitige Pyramiden auf eine jeweils vier- bzw. fünfseitige Integration hinweisen. Es hat jedoch keinen Sinn, die Anzahl der Pyramidenseiten und die damit zusammenhängenden Bewußtseins-Strukturen schematisch auflisten zu wollen. Im weitesten Sinne stehen sie für Breite, Tiefe, Höhe, Raum-Zeit und Energie.

- *Die Diamantmeditation*

Nehmen Sie wieder Ihre Meditationshaltung ein. Entspannen Sie sich und atmen Sie mehrfach tief durch.

Nehmen Sie einen Diamanten in die Hand und betrachten Sie ihn von allen Seiten. Wenn Sie keinen eigenen Diamanten haben, nehmen Sie sich ein Bild oder stellen sich einen Diamanten vor. Schauen Sie, an welchem Platz der Stein liegt und was ihn umgibt.

Suchen Sie sich eine Öffnung, um in den Stein hineingehen zu können. Gehen Sie in ihn hinein und erkunden sie sein Inneres. Fühlen Sie die Innenwände des Steines. Gehen Sie eine innere Verbindung mit den Energien des Steines ein.
Stellen Sie sich dann in die Mitte des Diamanten und richten Sie eine Frage an ihn - eine Frage, die Sie im Augenblick beschäftigt.

Der Diamant ist der härteste aller Steine, der klarste und seine Antworten werden Ihnen mit Klarheit alle Seiten Ihrer Frage widerspiegeln.
Man kann den Diamanten insbesondere bei wichtigen Entscheidungen „besuchen" und „befragen". Er ist „unbestechlich". Man sollte jedoch auch bereit sein, seine Antworten auszuhalten und dann auch umsetzen. Wenn man den Diamanten — und das gilt für alle diese Dinge — nur so aus Spaß befragt, nimmt man ihn und damit sich selbst nicht ernst. Die Antworten werden dann ungültig und irreführend.
Als ich anfing, mit dem I Ging zu arbeiten und mir das Ergebnis nicht gefiel, warf ich es immer wieder, um ein für mich besseres Ergebnis zu bekommen. In der Regel warf ich beim zweiten Versuch dasselbe Hexagramm wie beim ersten. Nach dem 3. oder 4. Versuch tauchte dann mit schöner Regelmäßigkeit ein Hexagramm auf, welches mir sagte, daß ich das Ganze ernstzunehmen und das I Ging nur einmal zu befragen hätte. Nachdem ich diese Information mehrfach bekommen hatte, fing ich an, mich an die Regeln zu halten. Schummeln Sie nicht! Sie betrügen letztendlich nur sich selbst. Schauen Sie sich Ihre Erfahrungen genau an. Wir müssen alle immer wieder lernen, unsere Erfahrungen wirklich zu akzepzieren und anzunehmen.
Bedanken Sie sich und fragen Sie, was Sie als Dankeschön zurückgeben können.

- *Die Klangmeditation*

Ein weiteres Medium für eine tiefere Anbindung an ätherische Dimensionen ist der Klang. Besonders eine Meditation mit dem Urklang der Erde, dem „Om" hilft, sich an das Bewußtsein der Erde anzuschließen (vgl. H. Cousto/S. Schroyder, Klänge Bilder Welten, Musik im Einklang mit der Natur, 2CD/MC).

Nehmen Sie wieder Ihre Meditationshaltung ein, atmen Sie mehrfach tief durch und entspannen Sie sich bei einer auf den Jahreston Cis gestimmten Musik. Singen oder summen Sie laut mit. Nach einer Weile benötigen Sie dann keine Kassette mehr und können den Ton auch alleine finden und singen. Lassen Sie den Ton ganz in sich eindringen und dehnen Sie ihn dann aus, so daß er Ihre ganze Aura ausfüllt. Dehnen Sie den Ton dann über Ihre Aura hinaus so weit wie möglich aus. Versuchen Sie, den Ton bis ins Universum hinaus auszudehnen.
Bedanken Sie sich anschließend für die gemachten Erfahrungen.

- *Die Planetenmeditation*

Nehmen Sie wieder Ihre Meditationshaltung ein, atmen Sie mehrfach tief durch und entspannen Sie sich.
Richten Sie dann Ihr Augenmerk auf einen Planeten, der Ihnen spontan einfällt und nehmen Sie mit ihm geistigen Kontakt auf. Sie können versuchen, unsere Atmosphäre zu verlassen und sich visuell auf den Planeten begeben.
Vorsicht! Diese Übung kann sehr gefährlich sein. Personen, die nicht oder nur wenig geerdet sind, können hierbei abdriften, und es kann Ihnen sehr schwerfallen, wieder zurückzukommen. Machen Sie diese Übung am besten nicht alleine, sondern in einer Gruppe, in der man Sie unterstützen kann.
Die Übung hilft uns auch, unser Bewußtsein über die Erde hinaus auf unser Sonnensystem auszudehnen. Bedanken Sie sich zum Abschluß bei dem Planeten für die gemachten Erfahrungen.

- *Die Farbenmeditation*

Farben sind ein Ausdruck von Leben. Sie wirken auf allen Ebenen
— besonders auch in den feinstofflichen Bereichen. Farben sind
gebrochenes Licht und haben Lichtqualität. Sie sind Informations-
träger wie Symbole, Zahlen und Buchstaben, allerdings auf einer
anderen Frequenz.

Nehmen Sie Ihre Meditationshaltung ein.
Atmen Sie mehrfach tief durch und entspannen Sie sich.
Visualisieren Sie eine Farbe, die Ihnen spontan einfällt.
Versuchen Sie sich in eine Art Farbwolke einzuhüllen und sich
mit der Farbe mehr und mehr vertraut zu machen.
Unterscheiden Sie die Farbdichte, die Farbintensität und die un-
terschiedlichen Schwingungsfrequenzen der gewählten Farbe.
Jede einzelne Farbe beinhaltet ein unendlich großes Spektrum von
Farbintensitäten und Schwingungsqualitäten.
Farben existieren nicht nur auf unserem Planeten, sondern im
ganzen Weltall. Unser Planet wird der blaue Planet genannt. Gan-
ze Galaxien drücken sich in Farbfrequenzen aus.
Jede Farbübung bringt uns die Feinstofflichkeit der Farben und
ihren Informationscharakter näher.
Denken Sie immer daran, sich bei den Energien zu bedanken und
zu fragen, was Sie selbst zurückgeben können.

VI.

Zum Abschluß

Neue Wege zur Heilung von Mensch und Natur

Diesem Buch geht es vor allem darum, die Vielfältigkeit der Elemente in uns, in unserem Alltag, in unserer Umwelt zu veranschaulichen, ihre elementare Bedeutung herauszuarbeiten und unser Bewußtsein für eine ganzheitliche Sichtweise zu schärfen. Denn in der Regel spielen die Elemente in unserem Alltagsbewußtsein leider eine recht untergeordnete Rolle.

So beschäftigen wir uns mit dem täglichen „Kleinkram" und den alltäglichen Problemen, ohne uns klarzumachen, daß ein bewußterer Umgang mit den Elementen einen wesentlichen Beitrag zur Lösung dieser Probleme bereitstellen könnte. Ich hoffe mit diesem Buch Hilfestellung zu leisten.

Wenn wir uns mit den Elementen und ihren Wirkungen beschäftigen, unsere persönliche Struktur vergegenwärtigen, unsere Umwelt bewußter wahrnehmen und die entsprechenden Heilübungen eine Zeitlang regelmäßig durchführen, werden sich schon bald Veränderungen in Ihrem persönlichen Bereich feststellen lassen.

Sie werden erkennen und erfahren, daß es keine Trennung von Energie und Materie und keinen Unterschied zwischen Außen und Innen gibt. Das Trennende wird sich langfristig auch in der Wissenschaft als überholt und hinderlich erweisen. Wissenschaftler und Fachleute aus den unterschiedlichsten Bereichen (Wirtschaft, Technik, Medizin, Philosophie, Religion, Sozialarbeit, Gewerkschaft) werden umdenken lernen müssen

Menschen aus allen Disziplinen sollten an einem gemeinsamen, zukunftsweisenden Forschungs- und Erkenntnisprozeß über die Bedeutung der Elemente zusammenarbeiten. Je mehr Fachrichtungen sich an diesem Prozeß beteiligen, um so klarer werden die Möglichkeiten erkannt und um so tiefgreifender kann möglicherweise die Energiestruktur und das Bewußtsein der Erde verändert werden.

Denn es zeichnet sich das Ende einer Ära ab, in der Lösungen außen gesucht wurden, anstatt sich um Lösungen von innen zu kümmern. Bei den hier aufgezeigten Möglichkeiten der Arbeit mit den Elementen können hilfreiche Erkenntnisprozesse zustande kommen und innere Lösungen gefunden werden.

In der Medizin gibt es schon Überlegungen und Untersuchungen, die auf den Zusammenhang zwischen dem Bewußtseinszustand der Menschen und ihrem Immunsystem hinweisen. Die weltweit zunehmenden Immunschwäche-Krankheiten gehen Hand-in-Hand mit einer zunehmenden „Immunschwäche" unserer Erde und damit unserer gesamten Lebensgrundlage.

So wie unser Körpersystem auch wegen der Umweltverschmutzung insgesamt weniger Sauerstoff aufnehmen kann, wird auch der Atmungsprozeß der Erde verlangsamt.

Die Erde atmet weniger, als es für ihre Regeneration notwendig ist. Die Zerstörung der tropischen Regenwälder, die Zunahme der Ozonlöcher sowie die wachsende Umweltverschmutzung erschweren der Erde zunehmend das Atmen und damit die Regeneration.

Diese Zusammenhänge werden heute mehr und mehr erkannt, und immer mehr Wissenschaftler verschiedenster Disziplinen weisen deshalb auf die Notwendigkeit des Heilens zunächst der inneren, aber auch der äußeren Welt hin. Eifersucht, Habgier, Konkurrenz- und Profitdenken sind nicht nur unnötig, sondern hindern den Prozeß und damit auch die Gesamtentwicklung. Diese Verhaltensweisen spiegeln nur die Abhängigkeit vom eigenen Ego und manifestieren die Trennung und Entfremdung von uns selbst und auch von der Natur, die insbesondere durch Habgier und Profitdenken verletzt und zerstört wurde.

Ein Umdenken ist für den Überlebensprozeß der Erde notwendiger denn je.

Die innere Verbindung zwischen Energie und Materie muß nicht nur insgesamt erkannt und verstanden werden, sondern auch ins Alltagsbewußtsein umgesetzt werden. Dazu will ich mit diesem Buch beitragen und alle meine Leser auffordern, diesen Prozeß bewußt zu leben und zu gestalten.

Jeder Schritt in diese Richtung wird dabei helfen, die notwendige Transformation zu fördern, damit möglichst bald ein qualitativer Quantensprung erfolgen kann.

VII.

ANHANG

Hinweise zur Arbeit mit den Tabellen

Unser Verständnis und Bewußtsein von der uns umgebenden Welt ist immer noch im wesentlichen linear (von A - Z), dual (positiv und negativ) und kausal (Zusammenhang von Ursache und Wirkung) strukturiert. Dementsprechend sind die darauf aufbauenden Theorien. Doch die Wirklichkeit ist vielschichtig und komplex, so daß sie in Theorien und Tabellen kaum wiedergegeben werden kann. Die Wirklichkeit will erlebt und gelebt werden. Das heißt, wir sollten uns bewußt darüber sein, daß unsere Vorstellungen, Theorien und Tabellen nur einen Teil der Wirklichkeit erfassen und andere Teile, beispielsweise bilaterale Zusammenhänge und Erkenntnisformen, ausklammern.

Ich bitte darum, die unten aufgeführten Tabellen als Zusammenfassungen zu sehen und als solche zu nutzen. Einzelheiten scheinen sich manchmal zu widersprechen, weil sich die jeweilige Bedeutung immer nur im Kontext des entsprechenden Kulturkreises richtig erschließt.

Es ist mir wichtig, daß Sie diese Zusammenfassungen und Zuordnungen nicht linear auffassen, sondern Ihrer eigenen Anbindung und Auffassung entsprechend.

Auffallend ist, daß das Element Äther auschließlich in der indischen Medizin von Bedeutung ist. Als Element, welches über unser normales Erdbewußtsein hinausgeht, gibt es ansonsten keine Zuordnungen und Merkmale.

Ich möchte Sie ermuntern, mit diesen „linearen" Tabellen in persönlichen Austausch zu gehen und sich auf deren Widersprüchlichkeiten einzulassen.

Viel Spaß dabei!

Element: Wasser

Wasser *steht als Symbol für:*

Die Taufe, Reinigung, kosmischen Geist, Auflösung, das weibliche Prinzip, Fruchtbarkeit, Fluß, Heilen, Instabilität, Magie, Erinnerung, Erfrischung, Nahrung, Wiederauferstehung, Wiedergeburt, Wahrheit, Weisheit. Wasser gilt als die Quelle von Gut und Böse und ist das endliche und unendliche Element. Bei der Beerdigung reinigt es die Toten und die Trauernden.

Wasser wird in Verbindung gebracht mit:

- allen Körperflüssigkeiten (Speichel, Zellplasma, Lymphe, Urin, Sperma, Schweiß ...);
- hormonalen und reproduktiven Flüssigkeiten;
- mit Körperteilen — wie Brust, Fortpflanzungsorganen und Füßen.

Auf der psychosomatischen Ebene besteht eine Verbindung zu:

- Müdigkeit, rascher Erschöpfung, Schlaf und Emotionen.
- Wasser bewahrt das Leben, reinigt und klärt.
- Es bildet das Blut sowie die inneren Säfte und fördert das Wachstum von Knochenmark und Sperma.
- Das Wasser im Gehirn hält die Gehirnfunktionen aufrecht.
- Es steht für innere geistige Klarheit.
- Es ermöglicht eine objektive Sicht der Welt und ein tiefes Vertrauen in den Ablauf des Lebens.
- Es symbolisiert Unerschütterlichkeit.

In Verbindung zu menschlichen Eigenschaften:

Menschen, die einen hohen Wasseranteil haben, sind in der Regel weiblich, flexibel, voller Intuition oder auch unbewußt, oft unentschieden und unverbindlich, sehr anpassungsfähig, immer im Fluß — in langsamer Bewegung, schnell irritierbar, suchtgefährdet (Neptun).

Mantra:	Hum
Symbol:	Ball, Kreis oder Halbkreis, Tasse
Sternzeichen:	Fische, Krebs, Skorpion
Tarot:	Kelche, Gewässer, Gefühle
Farbe:	schwarz, blau
Steine:	Perle, Mondstein, Aquamarin, Bernstein, Türkis
Traum:	spirituelle Bedeutungsebene
Emotionen:	Vertrauen, Körperbewußtsein
Geisteshaltung:	Bescheidenheit, Flexibilität
Negative Einstellung:	Verblendung, Entscheidungsunfähigkeit, Angst, Haß
Sinn:	Geschmackssinn
Heilende Sinneseinflüsse:	Geschmack
Geschmack:	bitter, salzig
Organe:	Nieren, Blase, Zunge, Ohren, Herz
Nahrung:	bitter bzw. salzig
Klima:	Kälte
Jahreszeit:	Winter
Tageszeit:	Sonnenaufgang
Himmelsrichtung:	Herrscher des Nordens, Osten in Tibet

Das Feuer *steht symbolisch für:*

Göttliche Liebe, das erste Prinzip und den Gott des Lichtes — sowie für Autorität, Fruchtbarkeit, Leidenschaft, Gastfreundlichkeit, Erleuchtung, Leben, das männliche Prinzip, Kraft, Reinigung, Opfer, Geist und Wärme.

Es steht außerdem für Tod, Zerstörung, göttlichen Ärger, Märtyrer, Verfolgung, Folterung und Winter. Es bringt dem Leidenden Trost und vertreibt den Teufel.

Es steht für tiefe Gefühle, Unwiderstehlichkeit, Unruhe und Gewinn. Es hat dieselben Wurzeln wie die Angst und die Tanne.

Es wird als das höchste kosmisch-philosophische Element angesehen.

In Verbindung zum Menschen:

Das *Feuer* wird in Verbindung gebracht mit der Verdauungsfähigkeit und der Wärmeregulierung.

Das Feuer steuert die Stoffwechselprozesse im Körper. Es ist verantwortlich für den Appetit und regt an. Es erwärmt und verarbeitet. Im Glanz der Augen sowie in der Intelligenz spiegeln sich die Energien des Feuers wider.

Auf der somatischen Ebene wird die Verbindung gesehen zu Zorn aufgrund von Enttäuschung, Hunger, Durst, Solarplexus und Hüften.

Auf der positiven Ebene wirkt das Feuer als Kraft der Reife, als unterscheidendes Wissen sowie als mitfühlende Weisheit und die Fähigkeit zu künstlerischen und sinnlichen Neigungen. Es aktiviert die Körpertemperatur und ist verantwortlich für die Hautfarbe und eine gesunde Haut insgesamt.

In Verbindung zu menschlichen Eigenschaften:

Menschen mit einem hohen Feueranteil brauchen das DU zum Kräftemessen, durchsetzungsfähig, zielorientiert, bringen Opfer, um ein Ziel zu erreichen, flexibel, fühlen sich im Handeln, brauchen Auseinandersetzung, Pläne sind Lebenselixier, größte Freude ist Bewegung, Angst vor Stagnation.

Mantra:	Ah
Symbol:	Dreieck
Sternzeichen:	Widder, Löwe, Schütze
Tarot:	Stäbe, Feuer, Kreativität
Farbe:	rot, orange
Steine:	Rubin, rote Koralle, roter Bernstein, Turmalin, Olivin, Obsidian, Peridot
Traum:	emotionale Bedeutungsebene
Emotionen:	Freude, Willen, Durchsetzungsvermögen, Lust, Bewußtsein, Diskrimination, Sympathie, Mut
Geisteshaltung:	Intuition, Toleranz
Negative Einstellung:	Leidenschaft, Haß, Aggression
Sinn:	Sehvermögen
Heilende Sinneseinflüsse:	Farben
Geschmack:	bitter, scharf
Organe:	Augen, Herz, Dünndarm, Hals, Rachen
Nahrung:	bittere, scharfe Nahrung
Klima:	Hitze
Jahreszeit:	Sommer
Tageszeit:	Sonnenuntergang
Himmelsrichtung:	Herrscherin des Südens

Element: Erde

Die Erde wird in allen Mythologien als die Mutter, das passive Prinzip verkörpernd, gesehen. Sie wird durch das aktive Prinzip, den Vater, der durch das Element Luft verkörpert wird, befruchtet.

In Verbindung zum Menschen:

Die Erde wird in der ayurvedischen Medizin in Verbindung gebracht mit: Knochen, Zähnen, Knorpel, Muskeln, Sehnen, Nägeln, Fäkalien, Hals, Darm.
Sie gibt Dichte und Form und läßt Haare, Haut, Knochen, Nerven, Arterien sowie Venen wachsen.
Auf der psychosomatischen Ebene besteht die Verbindung zu Schlaffheit, Schwere, Trägheit, Verwirrung, Schlaf, Langsamkeit.

In Verbindung zu menschlichen Eigenschaften:

Menschen mit einem hohen Erdanteil sind in der Regel standfest, durchhaltend, aufbauend, beständig und eher materiell eingestellt. Sie brauchen lange für Entscheidungen, die sie dann aber auch durchziehen.
Sie fühlen sich im Handeln, brauchen Sicherheit und sind zweckorientiert. „Was habe ich davon?".
Sie haben große Angst vor Unberechenbarkeit.

Mantra:	Sva
Symbol:	Quadrat
Sternzeichen:	Jungfrau, Stier, Steinbock
Tarot:	Münzen, Erde, Handeln
Farbe:	gelb, braun
Steine:	Achat, Onyx, Smaragd, Rosenquarz, Granat
Traum:	psychische Bedeutungsebene
Emotionen:	Vernunft, Beständigkeit, Fleiß, Ausdauer
Geisteshaltung:	Stabilität, Sicherheit, Verläßlichkeit, wenig Flexibilität, Fähigkeit zur Konzentration
Negative Einstellung:	Grübeln, Stolz, Ignoranz, Verleumdung
Sinn:	Geruchssinn
Heilende Einflüsse:	Duft
Geschmack:	süß
Organe:	Milz, Magen, Bauchraum, Nase
Nahrung:	süße Nahrungsmittel
Klima:	Feuchtigkeit
Jahreszeit:	Spätsommer/Herbst
Tageszeit:	Tag/Mittag
Himmelsrichtung:	Herrscherin des mittleren Königreiches, Süden in Tibet

Element: Luft

Die Luft ist sowohl das Element des Universums als auch der Menschheit. Es symbolisiert Betrachtung, Meditation, Unendlichkeit, Himmel, Unsterblichkeit (nur in den Traditionen, die Äther nicht kennen), Erinnerung, Seele, die höchste Göttlichkeit.

Seine Charaktereigenschaften sind:

Träumen, Inspiration, Freiheitsliebe, Verstand.
In der hebräisch-christlichen Tradition ist die Luft verbunden mit dem Reich des Teufels, dem Prinzen der Lüfte und der unsichtbaren Kräfte.

In Verbindung zum Menschen:

Die Luft wird in Verbindung gebracht mit den Körperbewegungen, der Atmung, mit dem Blut- und Lymphkreislauf, den Lungen, Nieren und Fußknöcheln.
Sie fördert den Muskeltonus und wird als verantwortlich gesehen für das Zittern. Die Luft steuert die Beweglichkeit und bewirkt Veränderungen. Sie ist verantwortlich für die Atmung.
Sie fördert im positiven Sinne Wachstum und Bewegung, innere Kreativität sowie Vitalität, innere Freiheit und Selbstverwirklichung.
Auf der psychosomatischen Ebene bestehen Verbindungen zu Gedanken, Sorgen, Angst, Unsicherheit.

In Verbindung zu menschlichen Eigenschaften:

Menschen mit einem hohen Luftanteil sind flexibel, leicht irritierbar, kontakt- und kommunikationsfreudig, immer bereit zu einem Neuanfang, lebhaft neugierig. Sie können sich wie Kinder freuen,

tendieren aber auch zu Oberflächlichkeit und haben Schwierigkeiten, Entscheidungen zu treffen, sind nicht gut geerdet, Mangel
an Beständigkeit und Zuverlässigkeit. Sie haben Angst vor Tiefe,
Dunkelheit und Langsamkeit.

Mantra:	Ha
Symbol:	Halbkreis
Sternzeichen:	Zwilling, Waage, Wassermann
Tarot:	Schwerter, Himmel, Denken
Farbe:	grün, blau
Steine:	Jade, Lapislazuli, Sodalith, Chalcedon, Ame-thyst, Saphir
Traum:	mentale Bedeutungsebene
Emotionen:	Begeisterungsfähigkeit, Beweglichkeit, Motivation, Träumerei, Idealismus
Geisteshaltung:	Intellekt, Konzepte, Ideen, Persönlichkeit
Negative Einstellung:	Neid, Eifersucht, Ignoranz, Paranoia
Sinn:	Fühlen
Heilende Sinneseinflüsse:	Mudras
Geschmack:	salzig
Organe:	Haut, Genitalien, Extremitäten
Nahrung:	salzig schmeckende Nahrungsmittel
Jahreszeit:	Frühling
Tageszeit:	Nacht
Himmels-richtung:	Herrscherin des Ostens, Norden

Element: Äther

Über den Äther findet man die wenigsten Informationen. Der Titel von Zeus war Äther, und er symbolisiert in der Mythologie den Himmel sowie die oberen Regionen des Universums. Äther beziehungsweise der Raum wird symbolisch durch den Juwel des Lotus dargestellt.

In Verbindung zum Menschen:

Der Äther wird auf der somatischen Ebene mit den Hohlräumen des Körpers in Verbindung gebracht sowie mit der Hirnkammer, dem Zentralkanal der Wirbelsäule, dem Zwischenzellraum sowie allen Hohlorganen. Der Äther wird in Verbindung gebracht mit feinstofflichen Kanälen und insbesondere mit dem Gehörsinn. Auf der positiven Ebene gibt die Luft Unterscheidungsvermögen sowie offenen Raum und tiefe analytische Fähigkeiten. Der Äther bietet die Möglichkeit, an der Bewegung zu wachsen und unterstützt biologische Veränderungen, die Erleuchtung sowie die reine Wahrnehmung des Raumes. Geistige Offenheit, eine tiefe verstehende intelligente Weisheit sowie die Möglichkeit zu einer tiefen Meditation des Verstehens, in dem keine begrifflichen Vorstellungen mehr nötig sind.

In Verbindung zu menschlichen Eigenschaften:

Sensibilität, Musikalität, Kreativität, Anbindung an Lebenssinn und Kosmos, Fähigkeiten, Perspektiven zu sehen und zu leben.

Mantra:	Om
Symbol:	Juwel des Lotus
Farbe:	weiß, violett

Steine:	Bergkristall, Turmalin, Fluorit, Opal, Diamant
Traum:	eine grundlegende Veränderung im Leben
Geisteshaltung:	Perspektiven ohne Grenzen
Negative Einstellungen:	Perspektivlosigkeit
Sinn:	Hörsinn
Heilende Sinneseinflüsse:	Mantras
Organe:	Hohlräume des Körpers
Himmels- richtung:	Herrscher des Westens

Übungen zur Aktivierung und Harmonisierung des Ätherelementes:

Meditationsübungen mit der Pyramide, dem Diamant, den Klängen der Erde, den Planeten, den Farben (vgl. Kapitel V.).

Affirmationen sind tägliche Helfer — unsere täglichen Heinzelmännchen. Sie helfen uns, den Alltag weniger dornenreich zu sehen. In für uns schwierigen Situationen geben sie uns Kraft, Zuversicht und Vertrauen.

Viele der Affirmationen sind universal und können deshalb auch für andere Ziele als die angegeben benutzt werden. Schauen Sie sich die Affirmationen in Ruhe an. Wählen Sie sich die Affirmationen aus, die Sie besonders ansprechen. Schreiben Sie sich diese dann heraus und nehmen Sie sie mit für einen Tag, eine Woche, einen Monat.

Sie können sich die Affirmationen auch auf Karten schreiben und dann täglich oder gelegentlich eine Karte ziehen und diese als Motto benutzen.

Affirmationen sind wie die Software beim Computer. Wir können mit ihnen unsere geistigen „Applikationen" verändern. Doch wir beeinflussen damit auch längerfristig die Hardware.

Affirmationen helfen uns, geistige Grundmuster zu verändern. Wir lernen, alte, längst überfällige Denkstrukturen aufzugeben. Bitte berücksichtigen Sie, daß die schon gemachten Erfahrungen im Körper auf Zellebene verankert sind.

Das heißt die Affirmationen sollten immer in Verbindung mit Ziele und Gedanken klärenden Prozessen angewendet werden.

Affirmationen dienen als Unterstützung zu inneren Veränderungen, nicht als Ersatz für innere Veränderungen.

In diesem Sinne angewandt sind Affirmationen sehr hilfreich.

Affirmationen zum Element Wasser:

Ich fließe leicht wie das Wasser in meinem Fluß des Lebens.

Ich kann wie das Wasser Hindernisse in meinem Leben umspülen und die Hindernisse spielerisch genießen.

Ich kann gemächlich wie ein großer Fluß dahinfließen.

Ich bin flexibel und fließend wie das Wasser.

Ich lasse alte Strukturen los und fließe wie das Wasser.

Ich fühle mich in neuen Situationen wohl und kann wie das Wasser neue Situationen kreativ ausfüllen und als neue, positive Erfahrungen erleben.

Der Ozean des Lebens ist gefüllt im Überfluß. Alle meine Wünsche und Bedürfnisse werden erfüllt, bevor ich zu fragen habe. Ich bin an das Gesetz der Fülle angeschlossen.

Ich lasse alle alten, abgenutzten Strukturen und Dinge los und lasse sie mit dem Wasser zu neuen — ihnen entsprechenden — Orten fließen.

Ich kann wie das Wasser schnell und sprudelnd, kraftvoll und bewegt, leise plätschernd oder ruhig fließend sein.

Das Wasser trägt mich und meine Emotionen und gibt mir somit Geborgenheit und Sicherheit.

Wasser ist in mir, es ist ein Teil von mir und deshalb trägt es mich, wie es einen Fluß oder ein Meer trägt.

Tief im Wasser kann ich Ruhe und Stille erfahren.

Ich kann mich tief ins Wasser zurückziehen und damit zugleich an mein tiefes Inneres kommen.

Affirmationen zum Element Feuer:

Ich fühle mich warm und voller Leben wie das Feuer.

Ich kann wie das Feuer wärmend über Hindernisse hinwegspringen und neue Breschen des Lebens schlagen.

Ich kann mich freuend und brodelnd wie das Feuer dem Himmel entgegenstrecken.

Ich kann wie das Feuer Wärme und Freude geben.

Die Sonne ist Lebensspender der Erde und damit auch für mich.

Das Feuer der Sonne gibt mir Wärme und Zuversicht.

Die Kraft des Feuers gibt mir die Kraft, alte, jetzt unnötige Strukturen loszulassen.

Ich bin von weißem Licht umgeben, das mich beschützt und mich in meiner Klarheit unterstützt.

Das Feuer gibt mir Licht in der Dunkelheit, es hilft mir, meinen Weg zu finden.

Das Feuer begleitet mich als Kraftquelle, an die ich mich immer anschließen kann.

Das Feuer leuchtet mir in der Dunkelheit, außerdem erleuchtet es mich.

Affirmationen zum Element Erde:

Ich kann mich wie die Wurzel eines Baumes fest an die Erde anbinden und mir von dort Sicherheit holen.

Ich bin fest mit der Erde verbunden, die mich ernährt und mir Geborgenheit und Sicherheit gibt.

Die Erde trägt mich, ernährt mich und ist meine Heimat.

Die weiblichen und männlichen Anteile in mir sind ausgeglichen.

Ich bin in Frieden mit mir, und alles ist gut.

Jedes Problem hat eine Lösung. In allen Erfahrungen bieten sich für mich neue Lern- und Wachstumsmöglichkeiten.

Ich fühle mich sicher im Entwicklungsprozeß mit der Erde.

Wie die Erde Frühling, Sommer, Herbst und Winter erfährt und in jeder Jahreszeit zu Hause ist, fühle auch ich mich in den Jahreszeiten meiner Tage, Wochen, Jahre sowie meines Lebens zu Hause.

Bestandteile der Erde finden sich auch in meinem Körper wieder, dadurch sind wir untrennbar verbunden.

Auch die Erde befindet sich in einem ständig wechselnden Zyklus von Frühling zu Winter, von Leben zu Sterben. Mein Leben verläuft im Einklang mit diesem Zyklus.

Affirmationen zum Element Luft:

Ich kann mich wie ein Vogel frei und freudig in der Luft bewegen.

Ich kann Situationen und Begebenheiten aus der Luftperspektive betrachten (von mir weg).

Ich kann mich von schwierigen Lebenssituationen gedanklich wegbewegen und neue Lösungen finden.

Ich lasse alle alten, negativen Systeme und Strukturen in mir los und kann neue so leicht wie die Luft aufnehmen.

Mein Leben ist nicht mehr durch vergangene schlechte Erfahrungen bestimmt. Ich kann leicht wie die Luft neue Denkformen annehmen und deshalb ständig neue Einsichten und neue Perspektiven erfahren.

Ich bin bereit zu einem ständigem Wechsel, ständiger Veränderung sowie ständigem Wachstum.

Ich atme ständig den Reichtum des Lebens ein. Ich beobachte das Leben mit Freuden, da es mich im Überfluß unterstützt und mir mehr Gutes gibt, als ich in der Lage bin, mir vorzustellen.

Ich bin offen für neue und wechselnde Veränderungen und Entwicklungen. Jeder Moment meines Lebens präsentiert mir neue Möglichkeiten des Wachstums. Ich kann wie die Luft leicht und mühelos mit diesen Veränderungen mitgehen.

Mein ganzes Sein kreiert die Erfahrungen. Ich bin unbegrenzt in der Möglichkeit zur Veränderung.

Die vier Winde der Freude und des Erfolges wehen für mich: aus dem Norden, dem Süden, dem Westen und dem Osten.

Ich befinde mich mit der Luft im Austausch: Ich nehme und gebe wieder zurück. Die Luft ernährt mich und ich ernähre die Luft.

Affirmationen zum Element Äther:

Ich bewege mich in meinem Klang des Lebens.

Ich kann mich wie eine Melodie in meinem Leben leicht vorwärtsbewegen.

Ich kann mich wie eine Melodie leicht in meinem Lied des Lebens auf- und abbewegen.

Ich bin beweglich in allen Lebenssituationen.

Ich sage **Ja** zum Leben und das Leben sagt **Ja** zu mir.

Ich fließe frei und liebend im Energiefluß meines Lebens. Ich liebe mich selbst und erwarte vom Leben Gutes und für mich Richtiges.

Ich sehe das Leben positiv und habe Visionen für die Zukunft. Ich kann Vergangenheit, Gegenwart und Zukunft mit Verständnis und Verstehen annehmen. Meine inneren Einsichten sind klar und spiegeln sich in meiner äußeren Sichtweise wider.

Affirmationen zur Gesundheit:

Ich bin auf dem Weg der Heilung.

In dem Augenblick, in dem ich **Ja** zum Leben sagen kann, sagt das Leben **Ja** zu mir.

In meinem Leben ist alles im Fluß.

Ich kann die Informationen meines Körpers verstehen und annehmen.

Positive Veränderungen geschehen in diesem Augenblick und fortwährend in meinem Körper, meinen Gefühlen und in meinem Verstand.

Ich liebe und akzeptiere meinen Körper so wie er ist.

Der Heilungsprozeß in meinem Körper beginnt durch meine Bereitschaft zu verzeihen. Die Liebe zum Leben kann vom Herzen ausgehend den Körper durchfluten. Dadurch kann der Heilungsprozeß in meinem Körper beginnen.

Ich kreiere Frieden in meinem Geiste, und mein Körper spiegelt diesen inneren Frieden wider.

Ich akzeptiere und liebe meine Sexualität und meinen Körper. Mein Körper ist perfekt für mich. Ich umarme mich selbst mit Liebe, Verständnis und Anerkennung.

Jedes Alter hat seine eigenen Freuden und Erfahrungen. Ich fühle mich in jedem Alter wohl und bin in mir und mit mir zu Hause.

Mein Körper lebt und arbeitet in einem sich ständig bewegenden Zyklus. Mein Körper möchte so wie mein Geist und meine Emotionen ganz und lebendig sein. Ich kooperiere mit meinem Körper und werde ganz, vollständig und lebendig.

Mein Herz ist offen, und ich fühle mich wohl in mir. Ich liebe mich und andere und werde von ihnen geliebt.

Ich ernähre mich durch meine innere Kraft. Jede einzelne Zelle ist mit Licht durchflutet und ernährt mich. Ich bedanke mich beim Universum für Gesundheit und Glücklichsein.

Leben ist ein Prozeß, und ich erfahre Krankheit als einen wichtigen Bestandteil diese Prozesses. Über Krankheit kann ich meine Blockaden, Unstimmigkeiten und Disharmonien auf unterschiedlichen Ebenen erfahren.

Affirmationen zur Liebe:

Ich kann die Vergangenheit loslassen und allen vergeben.

Ich liebe das Leben.

Ich lebe in Frieden mit mir selbst.

Ich lebe in Frieden mit meiner Umwelt.

Ich bin es wert, geliebt zu werden.

Ich kann mit Liebe nach innen mir meine tieferen Motivationen anschauen.

Ich erfahre Liebe, wo immer ich hingehe.

Es ist leicht, andere zu lieben, wenn ich mich selbst liebe und annehme.

Ich bin schön, geliebt und akzeptiert von anderen, und ich akzeptiere mich selbst .

Universeller Frieden und Harmonie umgeben mich, und ich bin mit meinem Körper darin eingebettet. Ich fühle Toleranz, Verständnis und Frieden für mich und meine Umwelt.

Ich muß mir Liebe nicht erarbeiten. Ich bin liebenswert einfach durch meine Existenz. Andere reflektieren mir meine Liebe, die ich zu mir selbst habe.

Ich gebe anderen nur, was ich selbst auch von anderen erwarte. Neid, Eifersucht, Mißgunst haben keinen Platz. Meine Liebe, die ich ausgebe, wird von den anderen widergespiegelt.

Ich habe ausreichende geistige und emotionale Möglichkeiten und Fähigkeiten für ein freudiges, erfolgreiches Leben voller Liebe.

Mein Leben ist voller Freude, und ich gebe diese Freude an andere weiter.

Liebe ist überall, und ich drücke diese Liebe in meinem Leben aus.

Ich strahle Vertrauen und Akzeptanz aus. Ich bin umgeben von anderen Menschen mit den gleichen Eigenschaften.

Liebe ist Wärme, Urvertrauen.

Ich respektiere mich und dadurch auch andere Energieformen.

Der gleiche Respekt, den ich anderen entgegenbringe, wird mir auch von ihnen entgegengebracht werden.

Ich nehme mich ernst und übernehme Verantwortung für mich selbst und mein Leben als Ausdruck der Liebe und des Respektes, die ich für mich empfinde.

Affirmationen zum Thema Zukunft:

Jeder meiner Gedanken ist ein Teil meiner Zukunft.

Ich befreie mich von allen meinen Erwartungen und Illusionen.

Ich verdiene das Beste und ich akzeptiere das Beste jetzt.

Ich verzeihe mir selber und anderen und lasse dadurch von meiner Vergangenheit los. Verzeihung ist ein Geschenk an mich selbst. Durch den Prozeß des Verzeihens werde ich frei für eine freie Zukunft.

Ich lasse los von Verletzungen der Vergangenheit und vergebe denjenigen, die sie meiner Meinung nach verursacht haben. Wir sind alle frei, und dadurch bin ich frei für eine wunderbare Zukunft.

Die Vergangenheit ist vorbei und hat keine Macht mehr über mich. Ich fühle mich sicher und frei.

Ich habe Verständnis für die Kindheit meiner Eltern. Ich weiß, sie sind die perfekten Eltern für mich. Ich lasse von der Vergangenheit los, verzeihe ihnen und setzte uns dadurch frei von allen traumatischen Erfahrungen.

Ich bin völlig offen für eine neue Arbeit, in der ich meine kreativen Fähigkeiten umsetzen kann, bei der ich mit Menschen zusammenarbeiten kann, mit denen ich mich verstehe, und für die ich gut bezahlt werde.

Alles, was ich benötige, wird mir zur rechten Zeit gegeben. Ich vertraue auf das Leben und auf mich.

Ich bin eins mit der Kraft und der Weisheit des Universums. Es steht mir zu, diese Kraft zu erleben und sie in mein Leben umzusetzen.

Alle Hindernisse auf meinem Weg werden zu Freunden, die mir dabei helfen, den Weg geradegehen zu können. Alles im Universum arbeitet mit mir an der Erfüllung meines Lebensweges.

Affirmationen zum schöpferischen Bewußtsein:

Alle meine Gedanken sind kreativ.

Ich bin in Frieden mit meiner Sexualität.

Alle Türen meines Lebens sind offen.

Ich lebe meine eigene Kreativität und kann dadurch meine eigene Realität bestimmen.

Aufgrund meiner eigenen Kreativität kann ich eine neue mich ausfüllende Arbeit finden.

Alles, was ich anpacke, ist erfolgreich.

Ich drücke meine Kreativität aus.

Ich akzeptiere meine Einmaligkeit.

Ich bin frei in meinen Gedanken. Ich kann vergangene Begrenzungen überschreiten und dadurch meine Kreativität leben.

Ich akzeptiere und genieße meine eigene Sexualität und meinen Körper und bin dadurch kreativ frei.

Ich lebe jetzt in unbegrenzter Kreativität, Liebe und Freude. Alles in meinem Leben fügt sich ineinander.

Ich bemühe mich um ein tieferes Verständnis für alle Situationen, damit ich mein eigenes Leben besser verstehen und besser mitbestimmen kann.

Ich kreiere hiermit ein neues Verständnis und Bewußtsein für Erfolg. Ich bin so erfolgreich, wie ich es möchte. Ich schließe mich an das Gesetz der Fülle an und habe damit alle Möglichkeiten offen.

In mir gibt es keine Grenzen, ich akzeptiere meine unbegrenzten Möglichkeiten und unbegrenzte Kreativität.

Ich kann meine einmaligen kreativen Talente und Fähigkeiten wahrnehmen und sie in mir fließen und sich ausdrücken lassen.

Jeder Tag ist voller Überraschungen. Ich freue mich auf jeden neuen Tag und seine Kreativität.

Ich öffne meine innere Kreativität, setze mein inneres Genie frei und kann dadurch meinen Lebensweg klar, kraftvoll und mit Kreativität gehen.

Es gibt keine Hindernisse im Universum, nur in unserer Wahrnehmung und unseren Denkstrukturen. Ich lasse alle alten festhaltenden Denkstrukturen los und sehe meinen Weg klar vor mir.

Mit meiner inneren Kreativität befinde ich mich auf dem für mich richtigen Lebensweg, alle Wege sind offen und voller Reichtum für mich.

Sexualität ist eine tiefe Ausdrucksform meiner Kreativität.

Literaturverzeichnis

Achterberg, Jeanne: Gedanken heilen, Hamburg 1990

Agrapart, Christian: Guide Therapeutique des Couleurs, St.Jean-de-Braye 1989

Aivanhov Omraam: The Splendour of Tiphareth, Frejus Cedex 1987

Allgeier, Kurt: Die Heilkraft der Bäume, München 1986

Argyüles, Jose: Der Maya Faktor

Bailes, Frederick: Your Mind Can Heal You, Marina del Ray 1971

Barton, Nicholas: The Lost Rivers of London, London 1992

Bieri, Egdaro: Spirituelle Medizin, München 1982

Birkenbihl, Vera: Signale des Körpers, München 1990

Bonewitz, Ra: Cosmic Crystals, Wellingborough 1983

Bonewitz, Ra: The Cosmic Crystal Spiral, Longmead 1986

Bonin, Werner: Lexikon der Parapsychologie, München 1984

Boyd + Noble: The Logic of Life, New York 1993

Brugh Joy, W.: Avalanche, New York 1990

Burlumes Jobes Getrude: Dictionary of Mythology, Folklore & Symbols, N.Y. 1962

Chocron, Daya: Heilen mit Edelsteinen, München 1985

Chopra, Deepak: Die Körperseele, Bergisch Gladbach 1991

Chopra, Deepak: Die heilende Kraft, Bergisch Gladbach 1992

Chopra, Deepak: Die unendliche Kraft in uns, München 1992

Chopra, Deepak: Ageless Body, Timeless Mind, London 1993

Cleary, Thomas: The Taoist I Ching, London 1986

Cole, K.C.: Sympathetic Vibrations, New York 1985

Cousto, Hans: Klänge, Bilder, Welten, Berlin 1989

Da Liu: I Ching Coin Prediction, London 1984

Ditfurth, Hoimar v.: Kinder des Weltalls, 1982

Ditfurth, Hoimar v.: Wir sind nicht nur von dieser Welt, Hamburg 1990

Dummer, Tom: Tibetan Medicine, London 1988

Dwyer, John: The Body at War, London 1993

Edde, Gerard: Das Heilbuch der fünf Elemente, St. Goar 1992

Earth Works Group: 50 More Things You Can Do to Save the Earth, Kansas City 1990

Feltham, Colin: Dictionary of Counselling, London 1993

Ferguson, Marilyn: The Aquarian Conspiracy, London 1980

Focus: Vor uns die Sintflut, München 3.1.1994

Furtmayr-Schuh, A.: Postmoderne Ernährung, Stuttgart 1993

Gordon, Richard: The Alarming History of Medicine, London 1993

Gribbin, John: Blinder by the Light, London 1992

Halevi Z'ev ben Shimon: Kabbalah and Psychology, London 1986

Halevi Z'ev ben Shimon: Tree of Life, London 1972

Hay, Louise: Wahre Kraft kommt von innen, Freiburg i.Br. 1992

Hill, Ann: Illustriertes Handbuch alternativer Heilweisen, 1980

Höhler, Gertrud: Die Bäume des Lebens, Stuttgart 1988

JACM: Ayurveda and Future Drug Development, London 1992

Juhan, Deane: Körperarbeit, München 1992

Klinger-Raatz: Die Geheimnisse edler Steine, Durach 1988

Lad, Vasant: Das Ayurveda Heilbuch, Durach 1990

Laszlo, Ervin: The Creative Cosmos 1993

Laszlo, Ervin: Evolution, Boston 1987

Law, Donald: Alternative Medicine, London 1979

Liberman, Jacob: Medicine of the Future, Santa Fe 1991

Matre, Steve van: The Earth speaks, Michigan 1983

Maturana Humberto: Der Baum der Erkenntnis, Hamburg 1987

Miers, Horst: Lexikon der Geheimwissenschaften, Freiburg 1980

Miketta, Gaby: Netzwerk Mensch, Stuttgart 1992

Miller, Mary Ellen: The Art of Mesoamerica, London 1991

Murphy, Joseph: Das I Ging-Orakel Ihres Unterbewußtseins, Köln 1984

Muths, Christa: Farbtherapie, München 1989

Muths, Christa: Heilen mit Farben, Bildern und Symbolen, Berlin 1993

Porkert, Manfred: Die chinesische Medizin, Düsseldorf 1986

Pough, Frederick: Rocks and Minerals, Boston 1983

Pschyrembel: Medizinisches Wörterbuch, Berlin 1994

Richardson, Wally: Die geistigen Heilkräfte der Edelsteine, Eching 1987

Robinson, Stearn: The Dreamers Dictionary, Glasgow 1962

Russell, Peter: The Awakening Earth

Russell, Peter: A White Whole in Time

Sabetti Srephano: Lebensenergie, Hamburg 1987

Sams, Jamie: Sacred Path Cards, New York 1990

Shreeve, Caroline: The Alternative Dictionary of Symptoms and Cures, London 1986

Simon, Franz: Wie man den Zufall manipuliert, Berlin 1993

Simon, Franz: Flirt mit der Negativität, Berlin 1992

Tansley, David: Radionics Interface, Cambridge 1986

Temelle, Barbara: Ernährung nach den fünf Elementen, Sulzberg 1993

The Guardian: Flowering inferno, London 13.1.1994

The Independent: Quakes that will shake the world's foundation, London 18.1.1994

Torres, Javier Covo: Los Mayas en las rocas; Merida Mexico, 1986

Uyldert, Mellie: Verborgene Kräfte der Metalle, München 1984

Uyldert, Mellie: Verborgene Kräfte der Edelsteine, München 1983

Vester, Frederic: Phänomen Streß, Stuttgart 1978

Wekroma: Das Leben von Morgen, CH - 6313

Wenzel, Petra: Arzneimittel zwischen Mensch und Markt, Stuttgart 1993

Werner, Helmut: Paracelsus, Mikrokosmos und Makrokosmos, München 1989

Wilhelm, Richard: I Ging, Das Buch der Wandlungen, Genf 1980

Zajonic, Arthur: Catching the Light, London 1993

espacio
Centre for Holistic Studies

Espacio ist ein internationales Zentrum zur Förderung ganzheitlicher Bewußtseinsprozesse. Dabei geht es vor allem um die
Integration und Umsetzung wissenschaftlicher Erkenntnisse -
Wissenschaft verstanden als eine Form der Forschung, die über
bislang bekannte Denk- und Gefühlsstrukturen hinausgeht.
Zur Zeit werden im Espacio folgende Ausbildungskurse
angeboten:

Farbtherapie, die Bedeutung der Farbe und ihre Anwendungsmöglichkeiten, Farbe als Energie, der Einfluß von Farben auf
Körper und Geist, Heilen mit Farben.

Holistische Energietherapie, die Anwendungsmöglichkeiten feinstofflicher Energieformen, Arbeit mit Mineralien, Farben, Klängen, Symbolen, Tieren, Pflanzen.

Ganzheitliches Heilen, die grob- und feinstofflichen Energien des
Körpers, die Zusammenhänge von Körper, Psyche, Geist und
Spiritualität.

Supervision, die Anwendung kreativer Methoden in der Arbeit.

Die Ausbildungen finden in Form von Wochenendkursen statt
und erstrecken sich über einen Zeitraum von zwei Jahren.
Nähere Informationen erhalten Sie direkt über:

espacio, 19 Bushy Park Road, Teddington,
Middlesex TW11 9DQ, GB
oder über:
Brigitte Thielen, Bellenweg 8, 64297 Darmstadt

Psychologie, Therapie und Esoterik im Verlag Simon+Leutner

Renate Anraths, Tarot - dem Leben in die Karten schauen

Samuel Avital,Mimenspiel,Die Kunst der Körpersprache

Roland Bäurle, Körpertypen, Vom Typentrauma zum Traumtypen

R. Bahro, A. Holl u.a., Radikalität im Heiligenschein, Spiritualität in der modernen Gesellschaft

Hilde Beck-Avellis, Fibel des autogenen Trainings, Eine begleitende Einführung

Inge Biermann, Atem Wege, Atemarbeit nach Anna Langenbeck

Inge Biermann, Hautnah - Atem Stimme Energie, Erfahrungen aus der Atemarbeit

Stefan Bischof, Astrologie mit allen Sinnen, Körperarbeit und Astrologie

Hans Cousto, Die Oktave, Das Urgesetz der Harmonie

Hans Cousto, Klänge Bilder Welten, Musik im Einklang mit der Natur

Hans Cousto u.a., Orpheus Handbuch, Die Wirkung der Rhythmen der Erde auf Körper, Seele und Geist

Dieter Duhm, Der unerlöste Eros, Grundlagen einer Kultur ohne Verdrängung, Angst und Gewalt

Dieter Duhm, Politische Texte für eine gewaltfreie Erde

Dieter Duhm, Aufbruch zur neuen Kultur, Umrisse einer ökologischen und menschlichen Alternative

Dieter Duhm, Das Buch Sidari, Texte und Bilder

N.Q., Der kosmische Clown, Eine unterhaltsame Einführung in die Astrologie

Fritz Dobretzberger, Farbmusik, Eine kombinierte Farben-und Musiklehre

Hans-Curt Flemming, Sprünge, Gedichte und Geschichten

Hans-Curt Flemming, Suchbilder, Gedichte und Photographien

Hans-Curt Flemming, Ein Zettel an meiner Tür, Gedichte

Hans-Curt Flemming, Annäherung, Gedichte

Hans-Curt Flemming, Blätter vom fliegenden Märchenbuch, Geschichten für Kinder und Erwachsene

Eluan Ghazal, Der heilige Tanz, Orientalischer Tanz und sakrale Erotik

Eluan Gazal, Schlangenkult und Tempelliebe, Der Schlüssel zum Geheimnis der sakralen Erotik

Ulrich Gressieker, Vaterschaft oder wie ich schwanger wurde, Von der schwierigen Geburt väterlicher Gefühle

Sabine Huppert u.a., Der dunkle Stern, Ein anderes Gesicht der Astrologie

Sabine Lichtenfels, Der Hunger hinter dem Schweigen, Annäherungen an sexuelle und spirituelle Wirklichkeiten

Sabine Lichtenfels u.a., Rettet den Sex, Ein Manifest von Frauen für einen neuen sexuellen Humanismus

Beate Möller u.a., Die Heilige und die Hure, Bilder einer Ausstellung

Psychologie, Therapie und Esoterik im Verlag Simon+Leutner

Hartmut Müller, Heile Deine Gedanken, Positives Denken, Mind-Clearing und das Heilen seelischer Verletzungen

Hartmut Müller, Spiel Tarot - Spiel Leben, Schule des intuitiven Tarot

Christa Muths, Heilen mit Farben, Bildern und Symbolen, Das große Buch der Heilübungen

Christa Muths, Die fünf Elemente, Das Geheimnis ihrer Wirkung auf Mensch und Natur

Margo Naslednikov, Tantra - Weg der Ekstase, Die Sexualität des neuen Menschen

Frank Natale, Trance Dance - der Tanz des Lebens, Rituale und Erfahrungen

Frank Natale, Lebendige Beziehungen, Die 20 Qualitäten der Liebe, Ein Buch zur Selbstentdeckung und Transformation

Frank Natale, Lebendige Beziehungen, Vier geführte Meditationen (2MC)

Petra Niehaus, Astrokalender, Sternenlichter (jährlich)

Karin Petersen, Aber die Liebe ... nicht Anfang noch Ende sie kennt, Eine Geschichte, die das Herz berührt

Karin Petersen, Herbstzeitlose, Erzählung

Phoenix u.a., Venus ist noch fern, Suche nach einer weiblichen Astrologie

Professor Trance, Breath of Fire, Trancetanzmusik (CD)

Professor Trance, Spirit Animal, Die Evolution des Lebens (CD)

Jack-Lee Rosenberg, Orgasmus, Bewegen und erregen, Ein Bioenergetik-Buch

Barbara Schermer, Astrologie live! Erfahrbare Astrologie und Astrodrama

Myron Sharaf, Wilhelm Reich, Der heilige Zorn des Lebendigen, Die Biografie

Steve Schroyder, Klänge Bilder Welten, Musik im Einklang mit den Rhythmen der Erde (2 CD's mit ausführlichem Booklet)

Steve Schroyder, Sun - Spirit of Cheops, Sonnenton-Musik nach den Prinzipien der kosmischen Oktave (CD/MC)

John Selby, Wieder klar sehen, Zur Heilung von Kurzsichtigkeit, Ein praktischer Leitfaden

Franz Simon, Der Flirt mit der Negativität, Von der Macht des ungelebten Lebens, Eine ehrliche Konfrontation

Franz Simon, Wie man den Zufall manipuliert, Magie im Alltag

Penny Slinger u.a., Das geheime Dakini Orakel Buch, Die tantrische Alternative zum klassischen Tarot

Hal & Sidra Stone, Wenn zwei sich zu sehr trennen, Bindungsmuster durchschauen - Lust, Nähe und Vertrauen wiedergewinnen

Klausbernd Vollmar u.a., Der letzte Schrei aus dem Jenseits, Über Channeling und Lichtarbeit

Hellmut Wolf, Creation Dance Tantra, Musik zur Meditation (CD)

Aktuelle Informationen erhalten Sie kostenlos und unverbindlich über den Buchhandel oder direkt über den Verlag Simon+Leutner, Oranienstr.24, 10999 Berlin.